熟睡
迎接每一天

林口長庚紀念醫院
鼾症睡眠外科教授
李學禹
醫師／著

Mnews
醫藥新聞週刊
方舟文化

目錄

012 —推薦序— 揚名國際。屢獲醫療新創獎
醫術精湛，神「呼」其技
台灣民眾睡眠健康最溫暖的守護者 ——王瑞慧 長庚醫療財團法人董事長

014 —推薦序— 一生懸命，追求突破創新
改變當代睡眠手術模式
人性與科技精準整合的權威領導者 ——李飛鵬 台北醫學大學副校長

016 —推薦序— 有卓越良醫，才有健康良民
當代最強的睡眠醫療技術在台灣 ——陳昱瑞 長庚醫療決策委員會名譽主任委員 長庚醫療財團法人董事

019 —推薦序— 暢通呼吸，根治睡眠障礙全家醫起來
安心睡，天亮見！
為燦爛健康有氧睡好每一天 ——陳時中 衛生福利部部長

022 —推薦序— 戰勝「沉默缺氧」最大宗隱形國病
治好睡眠呼吸障礙，
等於一次改善全身疾病 ——程文俊 長庚醫療決策委員會主任委員 林口長庚紀念醫院院長

024 —作者序— 一輩子專心做一件事，眞幸福！

1【鼾聲】以爲是小事？大人小孩都不能輕忽的警訊 029

名醫診察室 透視睡眠呼吸危機

033 抓到了！
百病之源「缺氧」，正悄悄躲在鼾聲裡
Focus醫療焦點——什麼是睡眠呼吸中止症？
●睡眠呼吸中止症三大類型：阻塞型、中樞型、混合型
●有鼾聲很可怕，突然沒鼾聲更可怕！

038 我有「睡眠呼吸中止症」嗎？
一分鐘立即檢測，快速辨識高危險群
●天天打鼾，當心越睡越憨：三十七兆細胞缺氧拉警報！
●從「沒事」到「猝死」只要幾分鐘！

041 居家快篩：
三大自我檢查&評估量表【醫療專業版】
量表①《不要開槍》STOP-BANG
量表②《艾普沃斯白天嗜睡量表》Epworth Sleepiness Scale
量表③《打鼾級分表情符號》Snoring Assessment Tool

054 請問醫師，我該看哪一科？
睡眠呼吸障礙成因多
●睡眠中心檢查：我一定要當「電線人」嗎？
●整體診療：揪出癥結，確立治療方向
●讓專業醫師解決你睡不好之苦

059 如何告訴醫師我的情況？
說對四M重點，診斷更精準
①就醫的動機Motivation：你最希望可以改善的困擾
②睡眠有關症狀Manifestation：醫師想了解你的狀況
③曾經做過哪些檢查ExaMination：各種檢查報告一併帶去
④曾經做過哪些治療Management：過去療效與恢復情況、服用的藥物

064 睡眠呼吸障礙的重要檢查：
掌握科技數據，治療更完善
檢查①睡眠檢查：睡眠呼吸中止症的確診、程度與分類
檢查②理學檢查：透視鼻腔與口腔的結構
檢查③內視鏡檢查：確知呼吸道空間的阻塞程度
檢查④影像學檢查：掌握軟組織、顱顏骨及呼吸道的客觀數據

2【體況自療】打鼾不只是惱人噪音，更潛藏健康危機

名醫診察室 聽懂鼾聲警報密碼

072 打鼾是暗夜殺神，也是救命的守護神
●從保命音效，到健康警報器
●八成現代人睡出了「缺氧體質」
●一直治不好的病，可能都和睡眠呼吸中止有關
●「沉默缺氧」好無感!?身體代償機制愛硬ㄍㄧㄥ，別輕忽！
Focus醫療焦點——什麼是沉默缺氧？
●你濃我濃：「血氧濃度」究竟該多濃？

079 重低音、飆高音、突然爆破音！哪一種「鼾聲」最危險？
●「命運交響曲」之深夜奪魂劇：枕邊人請警覺！
●鼻鼾、口鼾、爆鼾三種經典鼾聲
●振動部位，決定鼾聲頻率
●睡眠深度、睡覺姿勢，也會影響鼾聲
Focus醫療焦點——側睡能改善打鼾嗎？
Focus醫療焦點——兩種例外：肥胖、扁桃腺肥大，另有解決對策

090 聽聲辨位：一表看懂「鼾聲頻譜」裡的呼吸關卡
●整夜打鼾震不停，當心「頸動脈狹窄」易中風

092 枕邊人是「雷神」？共枕好眠有方法
●別當人際圈裡的打鼾王
●保「氧」心血管，斬斷缺氧共病鍊
●KO鼾聲，「物理自療＋微創手術」立大功

096 六種超有效「自療法」：保養、治療、復健一本萬利
角色① 主要治療法
角色② 輔助治療法
角色③ 救援治療法
自療法① 一定要「經鼻」呼吸：張嘴呼吸是免疫破口
自療法② 止鼾王牌「側睡法」：瘦的人比較有效
自療法③ 減重甩油必殺技：不挨餓照樣好體態！
自療法④ 口咽肌肉訓練：每天練十分鐘就見效
自療法⑤ 中醫藥調體質：虛、熱、濕全都OUT
自療法⑥ 氣功呼吸運動：簡易四招深入微血管，強化細胞戰鬥力

3【共病症候群】一張表，把全身難治病看透透

名醫診察室 破解共病連鎖

125 ➡ 胖累病醜、十大惡疾和睡眠呼吸中止症都有關
●慢性缺氧：有一種危險叫「溫水煮青蛙」
●「發炎體質」是疾病灶咖：
從疲倦到猝死、頭皮到腳趾，全身都有事！

129 ➡ 心血管疾病：心肌梗塞、心律不整
●「連續呼吸」是關鍵：身體會一起崩壞，也能一起治好
●防範低血氧：睡出飽滿精氣神
●間斷呼吸不夠力：持續缺氧，當心細胞變性
●別急著換藥、加藥，該做的也許是「睡眠檢查」

133 ➡ 最新醫療大數據：三大耳疾，都和耳蝸缺氧有關
①眩暈：天旋地轉，耳蝸及三半規管缺氧，猝倒風險高
②耳鳴：「打鼾＋缺氧」中年男性耳鳴加倍
③突發性耳聾：我的聽力不見了!?末梢微血管的「無聲」抗議

138 ➡ 正常眼壓青光眼：視神經缺損，惡視力難恢復
●眼藥水效果差，手術延緩惡化
●視野與眼內壓調控，全靠微血管保「氧」

140 ➡ 腎臟損害半夜頻尿：忍不住又醒了？別只怪罪攝護腺
●打鼾、頻尿：抗利尿激素是關鍵角色
●攝護腺與睡眠呼吸，兩種檢查都該做

142 ➡ 頑抗型糖尿病：呼吸不順暢，疾病就會變頑固
●注意共病機轉，避免多種疾病聯合搞破壞
●呼吸器＋血糖藥：兩大神隊友

144 ➡ 難控制的高血壓：預防中風，別讓交感神經半夜還加班
●血壓藥不能自己停，呼吸器每晚要戴好
Focus 醫療焦點——頑抗型慢性病適合「共病治療」
●睡眠呼吸中止症和高血壓，必須一起治癒

146 ➡ 呼吸系統疾病：慢性阻塞性肺病
●猛毒世紀病，多數都是被悶出來的：
呼吸道阻塞＝全身大「封」殺
●睡眠缺氧會增加肺腺癌？
●肥胖會加重呼吸道病情

121

149 氣喘半夜發作，睡眠呼吸中止症要先治好
●氣喘會引起呼吸道阻塞，睡眠中止會加劇氣喘
●不是所有的「喘」都是氣喘：
鼻過敏與睡眠呼吸中止要同時治療

151 阿茲海默症：對抗失智，
「大腦毒素」睡得好才排得掉
●活化大腦代謝：熟睡才能啓動的奇妙「膠淋巴」系統
●有效治療，降低四分之三罹患率

153 消化系統疾病：咽喉胃酸逆流
●不都是胃酸嗎？咽喉逆流、胃食道逆流大不同
●胃酸爲何會暴衝？肚子脂肪太厚啦！
●低侵入感檢查新研發：口水胃蛋白酶、咽喉內視鏡

4
【兒童睡眠】呼吸障礙治療新趨勢
名醫診察室　兒童睡眠大檢驗 159

163 注意力不集中、過動、長不高、臉型怪
●呼吸障礙，會演變成「學習障礙」和「成長障礙」
●鼻塞所以嘴開開：「浩呆臉」不是基因問題，是呼吸問題
FOCUS醫療焦點——什麼是「腺樣體增生」？

167 打鼾會遺傳嗎？「呼吸方式」是最大關鍵
●呼吸道兩兄弟：扁桃腺、腺樣體爲何總是太大
●孩子常摳鼻子、挖礦？難纏的過敏性鼻炎、鼻塞與分泌物
●糖毒世代鼾聲特別響：「高脂小胖子」、「乾瘦小個子」都是典型小病人

170 我的孩子適合做手術嗎？
●扁桃腺樣體會不會自己消退？
●免疫功能會受影響嗎？滿四歲後手術較適合？
●爲何長不高？頭好壯壯，避免孩子受霸凌

174 手術後的居家護理：三種照顧與出血觀察
●三個術後小護士：水分、營養、止痛藥
●注意危險徵兆：口腔有血、意識模糊、低血壓弱脈搏
●手術治療後，打鼾會再復發嗎？

179 跑錯科掛錯號？
容易分心、過動，可能是睡眠呼吸出問題
●孩子心智行爲有問題？百種症狀，可能都是因爲「缺氧」
●家庭是孩子的呼吸中樞，父母是「氧氣」監護人
●兒童睡眠評估：「睡眠剝奪」竟然也有國籍問題
●改善睡眠呼吸，IQ、EQ 鹹魚大翻身

184 爲生長曲線爭口「氣」！
別把孩子養成「哈比人」和「瘦乾巴」
●睡眠缺氧，生長激素就缺貨：荷爾蒙最高機泌在夜晚
●中重度的突破性治療：有些手術確實是必要的！

187 趁小解決兒童「睡眠障礙＋慢性共病」
●孩童也會血壓高：三高慢性病低齡化趨勢
●又沒睡好齁？尿床小童：抗利尿激素失靈，膀胱煞不住
●愛麗絲「夢遊」仙境：爸媽驚很大！
●壓力大狂磨牙：孩子心裡隱藏著煩惱，你知道嗎？

194 張口呼吸越睡越醜！
別讓你家「漂亮寶貝」臉型長歪了
●疏通鼻道有助闔嘴：暴牙退散！
●咬合矯正救臉型：把握五至六歲黃金治療期

196 戰勝七大路障：
兒童常見睡眠呼吸障礙最佳治療法
治療法① 過敏性鼻炎：睡眠呼吸中止症的大幫兇
治療法② 舌扁桃增生：睡姿法與微創手術皆可行
治療法③ 喉頭軟化症：雷射手術靠得住
治療法④ 口腔咬合不正：口內裝置或顎面手術
治療法⑤ 呼吸道肌力不足：口咽肌肉訓練
治療法⑥ 換氣不足症候群：肥胖兒童要注意
治療法⑦ 肥胖：呼吸障礙與慢性共病的頭號公敵

5【成人鼾症】睡眠呼吸中止主流治療法 201

名醫診察室 個人化精準治療

205 ○療前體況調整：接軌止鼾輔具、微創手術主治療
- 是肌肉鬆弛，還是結構異常？醫病共同決定治療方案
- 治療聚焦三大目標
- 優化生理狀態：減少扣分，讓主治療效果更升級

【睡眠呼吸障礙首要治療法】

209 一 陽壓呼吸器（CPAP）
- 不再半夜醒來，不再擔心突然猝死
- 氣流開「道」吹出一條活路——呼吸器治療原理
- 哪種呼吸器比較會生「氣」？三種類型效能評比

醫病QA① 病患充滿疑慮時：「呼吸器真的要戴一輩子嗎？」
醫病QA② 病患感到困惑時：「都睡不好了，怎麼可能還戴個東西入眠？」
醫病QA③ 病患難以抉擇時：「該作手術或戴呼吸器呢？」

【口腔內部閉合，氣道空間擴大】

220 二 負壓呼吸器（i－NAP）
- 吸塵器原理：負壓穩定軟組織，避免塌陷
- 該「直直衝」還是「留退路」？組織過大、身材過胖難消風
- 「它」罩得住你！試用找出最舒適的呼吸器

【客製化「下顎＋舌頭＋口咽」前移緊張法】

223 三 牙套矯正器（MAD）
- 配戴簡單，適用單純打鼾、輕度睡眠呼吸中止
- 使用過久後遺症：戽斗、咬合不正、顳顎關節痛
- 諮詢牙醫再決定：牙周病、牙根不穩、齒列不齊多考慮

【改善打鼾與構造異常】

226 四 鼻部手術（Nasal Surgery）
- 主要手術部位：下鼻甲與鼻中膈
- 改善鼻塞，可提升陽壓呼吸器使用效果

【八成以上打鼾發生在軟顎】

228 五 顎部手術（Palatal Surgery）
- 「聽診」手術情報：從鼾聲振動判斷問題部位
- 汽化棒消融及射頻消融：傷口小且不易留疤

Focus醫療焦點——
顎部手術前對焦處理，有效避免後遺症

【微創手術三大優勢】

六 舌部手術（Tongue Surgery） 233
①舌根正中切除術：專治「舌頭大」，不是「大舌頭」喔
②舌根懸吊法：舌肌力太弱下墜堵塞，就靠「拉提法」
③舌頭整合式手術：全舌瘦身，整體減積治療法

【3D視野無死角，更靈活、更準確】

七 達文西機器手臂手術（da Vinci Surgical System） 236
●我的醫生是機器人？AI人工智慧，細節手術更精準到位
●舌根、舌扁桃肥大主要手術

【完整保留生理組織分工】

八 整合式手術（Hybrid Surgery） 238
●切除「多餘組織」擴大空間？危險的割地迷思
●以「懸吊法」、「局部消融」減少切除面積，保留完整生理功能
●疼痛度明顯降低！成功率高出一倍！

Focus醫療焦點——
顎咽整合式手術獲國家級醫療獎

【安全提升，一次到位】

九 多位階整合式手術（Multi-Level Hybrid Surgery） 241
●安全性及技術性大幅提升
●一次手術，搞定多部位阻塞

Focus醫療焦點——
多位階整合式手術，多部位疏通一次到位

【長庚首創，跨科別解決相關共病】

十 混合式手術（Combined Operation） 244
跨科合作①「減重手術」合併「睡眠手術」，全身健康都獲益
跨科合作②「神經外科手術」合併「睡眠手術」，重症病患治療新突破

「雙百」與「肢端肥大症」重度治療案例 249
治療案例A「雙百」高危險重度病患
治療案例B「肢端肥大症」併腦瘤病患

6【精準檢測】智慧科技醫療e點就靈

名醫診察室 AI檢測全透析

251

255 理學檢查：九個觀察點，決定「治療計畫」的重要依據
①扁桃腺像貢丸、獅子頭!?很容易腫起來的淋巴組織
②胖舌頭擋很大：目視舌位高低與遮擋程度
③懸雍垂：咽喉腔的「鐘乳石」會變長？
④後柱：寬度過大，會產生振動與鼾聲
⑤牙齒咬合：打鼾、磨牙、臉型變醜都相關
⑥下巴內縮、小下巴影響軟組織位置
⑦鼻腔檢查：發炎滅火、增生切除、變形矯正三工程
⑧BMI及體脂肪：胖子易打鼾，打鼾易發胖，快減肥！
⑨頸圍：粗脖子暗藏高脂肪，嚴重壓迫呼吸道

268 內視鏡檢查：從鼻腔進入一覽無遺，塌陷阻塞全現形
①呼吸道探測獵奇小旅行
②簡單、快速，通常不需麻醉

271 影像學檢查：最強大的量化數據，解剖結構看透透
①頭測量術：骨架構、軟組織、氣道前後2D呈現
②電腦斷層：器官組織完整的3D訊息
③核磁共振：無放射線，軟組織清楚呈現

273 藥物誘導內視鏡：模擬進入睡眠狀態
①我到底有沒有睡眠呼吸中止？白天檢查很正常，夜晚肌力撐不住
②麻醉藥物輔助，白天也能測出夜晚睡眠問題
③使用時機：治療前精確評估＋治療後療效分析

278 超音波影像檢查：智慧AI系統，一次提供完整判讀資訊
①醫師的診斷利器：圖像、數據齊備，醫病溝通更清楚
Focus醫療焦點——超音波影像檢查流程
②智慧AI：疾病程度與阻塞部位一次測得

283 標準檢查：多頻道睡眠生理檢查
①由淺入深，你的「睡眠結構」漂亮嗎？
②一份「睡眠檢查報告」透露出的生理訊息

290 〔最新趨勢〕居家睡眠檢查：不需排程，反映實況睡眠
①線路簡化無負擔，睡「自己的床」檢測更準確
②檢測儀器如何選擇？三大數據必須測得
③低估病情？注意「有效睡眠」的起算點
④兒童與特殊病況，一定要檢測「腦波」嗎？

〔最新研發〕心肺耦合睡眠檢測：「餅乾式胸貼」超微新科技 297
Focus醫療焦點——
隨身貼就能測，心肺耦合睡眠檢測
①睡眠品質：心率、呼吸兩大觀測指標
②呼吸異常：頻率不穩、心跳加快是警訊

—推薦序—

揚名國際・屢獲醫療新創獎

醫術精湛，神「呼」其技
台灣民眾睡眠健康最溫暖的守護者

長庚醫療財團法人董事長　王瑞慧

本院耳鼻喉部教授李學禹醫師將長期在睡眠醫學的臨床成果出書，除了想幫助因睡眠問題困擾的民眾，也希望讓大眾瞭解一夜好眠的重要性，倡導睡眠健康的正確衛教觀念。

我與李學禹醫師認識共事二十多年，當自己的親友有耳鼻喉的毛病，想要尋求專家的諮詢，第一個就會想到李學禹醫師。在此和大家分享我心目中的李學禹醫師，他是一位兼具學術涵養與卓越技術的睡眠外科權威，一九九〇年在林口長庚耳鼻喉科升任主治醫師後，一直專攻喉科及睡眠醫學領域，豐富且精湛的臨床技術，加上有溫度的問診，「好醫師」的口碑在病患間口耳相傳，連國際病患也不遠千里來台求醫。

學術研究上，李學禹醫師發表超過三百多篇研究論文，其中光是睡眠主題的國際論文就超過一百篇，經常獲邀至美國、歐洲、日本及世界各大醫學會進行演講，更屢獲「國家學研新創獎」及「國家臨床新創獎」等殊榮。

李學禹醫師也是一位「好導師」，多年來累積紮實的臨床研究與治療經驗，讓他的教學門診成爲實習醫師最熱門的課程，常被票選爲優良教學導師。爲了倡導國人睡眠健康，他催生了台灣睡眠醫學學會，並擔任理事長，同時並致力培育亞洲睡眠外科醫師，除了在台灣桃李滿天下，也訓練了數十位亞洲各國醫師，並將豐富的臨床成果撰寫成教科書，改變了國際睡眠外科的技術與觀念，可謂「台灣之光」。

李學禹醫師三十年來致力於睡眠醫學，不斷精進自己的臨床研究與手術技巧，提供國人最好的治療與服務，將行醫視爲一生的志業，精神令人感佩。如今他將睡眠醫學的經驗集結成這本《熟睡迎接每一天》，再次恭賀李學禹醫師，預祝新書暢銷，造福更多國人。

推薦序

一生懸命，追求突破創新

改變當代睡眠手術模式
人性與科技精準整合的權威領導者

台北醫學大學副校長 李飛鵬

人的一生幾乎有三分之一的時間在睡覺，其重要性不言可喻，而過去人類對睡眠的了解並不多。睡眠醫學在近幾十年來才有比較突飛猛進的進展，包括其生理研究、標準化的檢查及異常分類，以及陽壓呼吸器及各種外科治療手術的研發。

李學禹教授是我之前在林口長庚醫院耳鼻喉科的同事，他原來的專長為喉科，之後專精於研究打鼾及呼吸中止症的外科治療。李學禹醫師多年來陸續發表超過三百篇的耳鼻喉科研究論文，其中，睡眠醫學相關的國際期刊論文就超過一百篇。由於他的研究具有原創性及臨床實用性，經常獲邀至美國、歐洲、日本及世界各大醫學會擔任大會開幕時最重要的主題演講者，發表他有關睡眠及打鼾手術的最新研究成果。最近，李學禹醫師的打鼾研究，亦獲得國家生技醫療產業策進會的「國家學研新創獎」殊榮，其在睡眠外科手術的突破亦獲得「國家臨床新創獎」的肯定。

李學禹醫師也曾擔任我國睡眠醫學最重要的學術團體「台灣睡眠醫學學會」的理事長，並在林口長庚醫學中心致力於培育亞洲睡眠外科醫師，先後訓練二十八位來自亞洲各國的睡眠外科醫師，以其精湛的開刀技術，在國際間推廣先進的睡眠外科技術與觀念。同時，李學禹醫師亦獲邀撰寫國外睡眠醫學教科書中的諸多章節，改變當代睡眠手術的模式，堪稱是「台灣之光」。

李學禹醫師行醫三十年來專注於睡眠醫學，不斷精進自己的臨床研究與手術技巧，以提供國人最好的治療與服務，造福國人，並且視爲一生的志業，精神令人感佩。如今以他個人在睡眠醫學的畢生經驗集結成書，這本《熟睡迎接每一天》著作，深入又淺出，不僅是治療，更是讓國人能夠睡個好覺，預防保健全身健康的重要指引。

推薦序

有卓越良醫，才有健康良民

當代最強的睡眠醫療技術在台灣

長庚醫療決策委員會名譽主任委員/長庚醫療財團法人董事　陳昱瑞

我和李學禹醫師有特別密切的同事情誼。一九九一年他升任耳鼻喉科主治醫師，對打鼾的手術治療特別有興趣；一九九五年邀請他參加我主持的睡眠研究小組，與胸腔科、顱顏外科、矯正牙科、兒童心智科等同仁，每月一次研讀世界各醫學中心對睡眠醫學的報告，討論特殊案例，並檢討林口長庚醫院對睡眠醫學發展的可能性，以及發掘當時本院對此學科的短板之處。連續幾年研讀文獻及討論後，醫院接受我們的建議，增加睡眠檢查室，後來在桃園分院成立睡眠中心，並從一九九九年起舉辦台灣第一個睡眠醫學會議論壇，接受各大醫院各科醫師前來受訓。李學禹醫師與胸腔科陳濘宏醫師、牙科廖郁芳醫師、兒童心智科黃玉書醫師等，都覺得我們必須出國汲取各國睡眠醫學中心研究的精華，學習各地對睡眠醫學治療的特殊專長，以提升林口長庚整體的睡眠醫學！因此，李醫師在二〇〇三年九月遠赴英國愛丁堡，加入皇家醫院胸腔科擔任研究員，與胸腔科睡眠呼吸中止症的大老們，辯證外科手術也是治療鼾症及呼吸中止的方法之一。回國後他跟我分享：「經過多次與大師討論、舉證，他們終於承認外科手術確實可以改善睡眠呼吸中止症。」在英國進修期間，李醫師整理了過去幾年在長庚的手術病例資料，之後連續發表多篇重量級論文，奠定了他在鼾症及呼吸中止症的外科手術大師之地位。

我的專業是顱顏外科，常做唇腭裂手術，與李醫師在軟顎、咽喉部位爲鼾症及呼吸中止症的手術有很深度的討論及共識。李醫師發現傳統上治療鼾症的帆咽切除手術破壞性太大，容易造成帆咽閉鎖不全，他以「重建」取代「切除」，以「懸吊」代替「縫合」，這些改善及創新結果非常良好，他將這些創新及成果發表在國際會議及期刊，獲得極大的迴響及肯定。因此亞洲各國如菲律賓、韓國、香港、新加坡等國均派醫師來與他學習，國內各醫療中心的專家也慕名來長庚觀摩，李學禹領導的團隊成爲國際及國內睡眠醫學、睡眠手術的訓練中心，長庚睡眠團隊屢次受邀在國際會議上當座長主持會議，或發表特別演講。二〇一八年他被推舉爲台灣睡眠醫學學會理事長，並爭取到在台灣舉辦亞太睡眠醫學會大會，可惜因疫情關係而改成線上會議！

李醫師的傑出醫療創新在國內得到「國家臨床新創獎」，而他的打鼾研究獲得「國家學研新創獎」的肯定。在國際上，除了訓練各國睡眠專科醫師，在國際知名的睡眠有關四本教科書中也有專章論述，實在是「台灣之光」。

李醫師二〇一〇～二〇一六年任職耳鼻喉科部主任期間，鼓勵並培養部內各職級醫師成爲國內大師級人物。他爲人誠懇、做事認眞，在教學、服務及研究各方面均有極爲突出的表現，非常受長庚同仁喜愛及尊敬。他更協助林口長庚醫院院長推動國際醫療，是長庚體系不可多得的領導人才。

本書《熟睡迎接每一天》，李醫師由淺顯的鼾聲分析到辯證鼾聲中潛在的危機，把呼吸中止症的十三種共病群做簡要的描述，也將兒童呼吸中止症的主要症狀及治療後奇蹟性的改善做了生動描繪。對成人肥胖及鼾病的治療，以及人工智慧呼吸監測的發展更有詳盡的記述。這是國內第一本對於睡眠、打鼾及呼吸中止有詳盡資訊且實用易讀的書籍，值得大家詳讀參考，特以爲序。

暢通呼吸，根治睡眠障礙全家醫起來

安心睡，天亮見！
爲燦爛健康有氧睡好每一天

衛生福利部部長 陳時中

每日生活裡最好的休息就是好好睡上一覺，無論繁忙疲累或是靜心富足地度過一天，都需要以飽足的睡眠做爲夜晚與黎明的銜接、爲腦袋精神充電。世界衛生組織表示，全球成人睡眠障礙盛行率近三〇%；臺灣睡眠醫學學會也曾於二〇一九年調查指出，全台慢性失眠症盛行率約爲一〇・七%，表示睡眠衛生的問題，無論國籍、種族、宗教信仰等，存在人類社會許久，需要即刻面對及解決。

睡眠呼吸中止症、打鼾是常見的睡眠障礙，依照流行病學調查推估，臺灣保守估計約有四十萬人深受困擾，但是主動就醫的人少之又少，原因不外乎是忽略其爲重大健康警訊。尤其非常忙碌的狀態下，生活作息不規律或是連續多日嚴重睡眠不足，都會導致生理與心理相互影響，夜間更睡不好、白天精神很差，形成惡性循環。對於防疫生活而言，優良的睡眠品質能保護心肺功能、身體免疫力，實爲舉足輕重之要角。

李教授極富學術涵養，臨床服務之餘，積極培植後輩。二〇〇一年起李教授與胸腔科、耳鼻喉科、牙科、精神科、神經科、睡眠技師、心理師等各科學者共同籌備，成立臺灣睡眠醫學學會。二十年來李教授在基礎研究、臨床診療與國際交流的推動著力甚深，讓國人的睡眠衛生健康領域成熟發展，與世界上先進國家並列。李教授發表逾百篇的睡眠國際期刊論文，撰寫六本睡眠教科書章節，這些成就讓臺灣的睡眠醫學專業在世界上素負盛名，不少外國醫療人員慕名訪臺學習。臺灣睡眠醫學學會在李教授擔任理事長任期內，尤其重視基層醫師的睡眠教育，推動社區睡眠醫療網，讓開業醫師能在失眠與打鼾的完整治療中，扮演更專業與不可或缺的角色。

這是國內第一本將打鼾及睡眠呼吸中止症的案例、致病機轉、治療方式等系統性知識完備的科普書籍，許多難以啓齒的生理問題或是找不出原因的精神疲憊，都能循著脈絡找出根源。甚至，潛藏性的共病問題、尚未發現的慢性疾病，也都可能以睡夢中的呼嚕聲響作爲預兆表現。如果病人能更早就醫，針對自己適合的狀況，接受精準的整合型照護模式即是未來醫療的趨勢。

英國當代作家安東尼・伯吉斯（Anthony Burgess）曾經說過：「歡笑，世界與你同歡；打鼾，只你孤枕難眠。（Laugh and the world laughs with you, snore and you sleep alone.）」值此冬季，幸有此書，幸福的臺灣民眾心暖好睡不孤單，盼國人在李學禹教授的專業守護下，都能安心入眠，「睡睡平安」。

—推薦序—

戰勝「沉默缺氧」最大宗隱形國病

治好睡眠呼吸障礙
等於一次改善全身疾病

長庚醫療決策委員會主任委員／林口長庚紀念醫院院長　程文俊

睡眠是人類生理機能得以正常運作的重要過程，它掌管著人體新陳代謝中所需要的休息、補充與再出發。因此，睡眠的品質在身體健康一系列運作裡佔有關鍵地位，而睡眠呼吸障礙則是影響睡眠品質的最重要因素，它所造成的缺氧更是百病之源。

本書從快速檢測、快篩問卷開始，帶讀者了解自我的睡眠與健康狀況，再由家人、旁觀者的鼾聲觀察來協助診斷，並談到呼吸中止不只是呼吸問題，它同時還會伴隨、引導跟加重共病的程度，例如血壓、血糖、咽喉胃酸逆流、失智、心臟與肺部功能等等，各種共病互爲因果，如果能控制好睡眠呼吸缺氧的問題，就能穩定甚至改善其他共病的情況。同時，眾所忽略的兒童病患族群，本書也特別強調睡眠呼吸障礙對孩童成長過程的影響，與過動、臉型、發育、人際關係等發展息息相關。這本書也詳述了包括診斷和治療方面的新技術，尤其從一開始的理學檢查，到影像學、超音波、內視鏡及多頻道睡眠生理檢查等，一步步的與病患確立診斷；在具體的治療措施上，本書也從體質調整、牙套、陽壓呼吸器、負壓呼吸器、鼻、顎、舌手術，及達文西整合式多位階、混合式手術等等來進行治療的說明。

本書深入淺出，由大眾可以了解的白話敘述，再配合專業的內容與精神，讓一般民眾、專業醫護人員都能輕鬆了解對健康如此重大的醫學。李教授深耕睡眠領域多年，是國際級的專家，他集結多年的病例與經驗，配合基礎與臨床的研究成果，在國際學會發表了多篇論文，指導了許多國內外的學生，造福了許多病患，把睡眠醫學推展到更高的境界。

作者序

一輩子專心做一件事 真幸福！

若要說我的成長，那是一個充滿小確幸，在半夜起來看少棒在威廉波特拿冠軍的年代。出生於諸羅山下八掌溪畔，從小熱愛生命，喜歡文學，有強烈愛國心，看著史艷文大戰藏鏡人、與三毛神遊撒哈拉沙漠、悲憤於中美斷交，也振奮於十大建設。當年大學聯考選組時十分徬徨，經父親提點「孫文是什麼職業」，因而走入醫師的生涯。至今只有一個工作經驗——在長庚醫院耳鼻喉科從住院醫師、主治醫師、主任至部長。在長庚大學醫學系從講師、助理教授、副教授到資深教授。一期一會珍惜每個階段的經驗，值班急診的壓力、論文投稿的煎熬、臨床研究的瓶頸，隨著時間長河的洗鍊都成爲成長的養分，讓我悠遊於臨床、教學與研究的角色，樂此不疲。

初心

二〇〇〇年以前，台灣醫界對睡眠醫學的了解與投入並不多。長庚醫院在陳昱瑞名譽主委（時任副院長）的召集下率先成立跨科系的睡眠團隊，投入睡眠的全人醫療，這是我走出打鼾專科，首次與睡眠醫學作廣泛的接觸。二〇〇〇年的世界睡眠醫學會在雪梨舉行，開幕的第一場演講，大會主席報告睡眠醫學在全世界的發展，並仿經濟評比，以綠色（已開發）、黃色（開發中）、白色（未開發）三種顏色來區分各國在推行睡眠醫學的成熟度。當時世界睡眠地圖顯示：日本與美國是綠色、中國是黃色、台灣則被歸類成白色。這樣的標示讓我當時無地自容，並立下心願要一生懸命，以推廣睡眠醫學、治療睡眠呼吸障礙病患爲終生志業。

創新

有感於自我能力不足，二〇〇〇年秋季前往史丹佛睡眠中心臨摩學習，二〇〇三～二〇〇四年在英國愛丁堡睡眠醫學部作研究員。異國的浸潤與沉思，讓回到故鄉的我開始構思適合台灣人臉型的手術方法：擴張型顎咽皮瓣 (extensive uvulopalatal flap)、移位咽成形術 (relocation pharyngoplasty)、軟顎懸吊術 (suspension palatoplasty)、內視鏡等離子縮舌術 (coblation endoscopic lingual lightening)、軟顎整合式手術 (palatal hybrid surgery)。睡眠外科的歷史每個蛻變時期，我們都有參與並提出微創的治療方式，也引導著當代的潮流。

最新的整合式手術來自「料理」的概念，料理的字義是「依料而理」，我們摒棄傳統以切除爲主的手術手法，而是依不同組織特性採用不同的治療方式，例如：黏膜保存、脂肪消融、肌肉懸吊、扁桃切除，讓組織既能維持人體生理的協同作用，同時能改善呼吸障礙，並且產生最大的療效。「精準治療」最重要的效益，是依病患的解剖與生理，結合陽壓呼吸器、牙套、手術，爲病患制訂出最適合的個人化醫療。「混合式手術」則是在一次手術中同時治療睡眠呼吸中止症及其他共病，如肥胖縮胃等。「整體治療」是以人爲本的治療方式，每個人都應該要作好生理時鐘的調整，經鼻呼吸、口咽肌肉訓練、睡姿療法與體重控制等，這些自我健康管理都要持續執行，才能有良好的長期療效。

傳承

生命的最大意義在延續，知識的最大意義在傳承。長庚名譽院長羅慧夫說：「醫生的成就不在於寫多少篇論文，而在你教出多少學生、治療好多少病人。」疾病的治療模式，已從拯救生命至早期診斷、早期治療，甚至已進展到了預防醫學。每年在學校、醫院以及社區的演講，看到醫護人員對專業的探討、民眾對健康的追求，在經驗分享與問答回饋中，總能體會到生命傳承的脈動。這本書是在實證醫學下，將從病患身上得到的經驗作系統的陳述，希望能對大眾睡眠健康有所幫助，讓睡眠呼吸障礙的病患有所依循，也是對睡眠同業的交流回饋。行醫三十年，一直在追求更適合的治療方法、更好的治療效果，以提供台灣這片土地上的人民當代最好的醫療。

李學禹

PART 1

鼾聲

以為是小事？大人小孩都不能輕忽的警訊

白天打瞌睡、晚上鼾聲隆隆，
老是睡不飽、睡不好，精神不集中，
「沉默缺氧」影響全身健康，
幸好鼾聲露了餡⋯

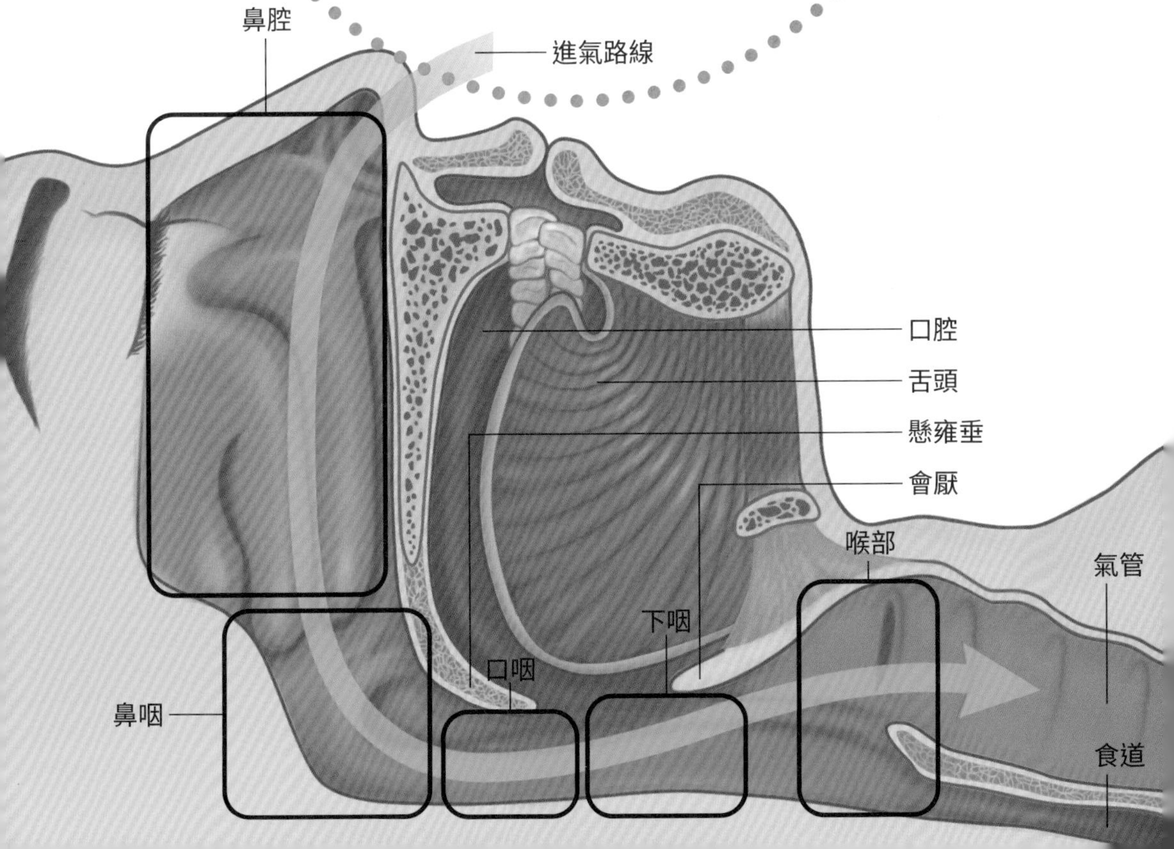

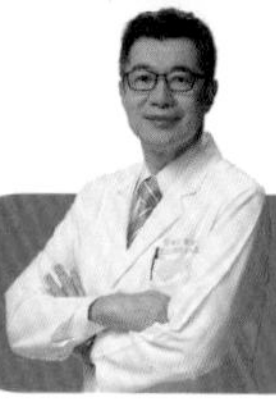
名醫診察室

透視睡眠呼吸危機

打鼾只是擾人噪音、小問題？
錯！打鼾是一種病，而且會要人命

白天打盹，晚上打鼾，每天起床還是好疲累……

您和您的家人也有這樣的困擾嗎？呼吸道阻塞，不只會造成打鼾的擾人噪音，更會讓大腦和全身器官缺氧，形成發炎體質，養出各式各樣的疾病。經常打呵欠、打瞌睡的樹懶族，黑眼圈熊貓族，生病生得莫名其妙的亞健康族，都是廣大的睡眠缺氧受害者。然而，多數人卻誤以為打鼾很常見，只是個「小問題」，其實，打鼾背後隱藏著全身性的疾病，是重要的健康警訊，情況嚴重者甚至會猝死。

現代人熬夜晚睡作息不規律，加上各齡層都有高比例罹患過敏性鼻炎，或有慢性鼻竇炎、鼻中膈彎曲、鼻甲肥大、肥胖、臉顎構造異常等問題，這些因素都會造成不同程度的呼吸道阻塞。睡不好，慢性缺氧，就容易白天精神差、免疫力低下、疾病感染增加；學童還會出現長不高、過動、注意力不集中等諸多「睡眠債」後遺症。有人睡覺睡到半夜突然沒了鼻息，一些好像和睡眠呼吸障礙無關的心律不整、心臟衰竭、高血壓、糖尿病、主動脈狹窄等急救或致死案例，就連年輕人、運動健身控也無法倖免於難，這些都和身體日積月累的沉默缺氧有關。

打鼾是「細胞缺氧」的警報器，也是「睡眠呼吸中止」的求救鈴，更是「全身器官一起生病」的訊號！甚至一個人的臉型長相，也會因為呼吸方式不正確而變形、變醜。睡眠呼吸障礙的形成因素、牽連共病很複雜，本章一分鐘立即檢測，可以幫你快速辨識自己是否為高危險群；三種醫療級居家自我評估問卷，從不同切入點為你篩檢是否患有睡眠呼吸中止症，深入了解自己的睡眠品質與健康危機。打鼾、睡眠呼吸障礙該看哪一科？如何與醫師有效溝通？做呼吸道檢查時，最常用的是哪些儀器設備？專業的「睡眠檢查」如何進行？各種您最需要知道的睡眠呼吸醫療知識，本章皆有詳細解說。

治療打鼾，戰勝睡眠呼吸中止，不只有益健康，往往也能連帶改善婚姻、事業、學業與人際關係。尤其孩童的智力、成長發育、齒顎臉型等各項發展，都會受到睡眠呼吸障礙的損傷，不容輕忽，務必趁早積極診查與治療，幫助孩子健康的長大。

「吼！又在打鼾」今晚我又沒得睡了

枕邊另一半或是同寢室友，如果睡覺時經常打呼，還鼾聲如雷，總會讓我們心裡氣得牙癢癢：「開什麼玩笑！你睡得可眞好，但吵得我睡不著！」同住、同睡的家人因此失眠、白天精神差、神經衰弱，衍生的各種健康問題可不比打鼾「肇事者」來得少。長期下來還可能造成夫妻失和，工作、學業和人際關係受影響。

打鼾不只是發出擾人噪音的問題，更代表著身體健康出狀況了。生活中這種常見的睡眠呼吸症狀，與其他睡眠障礙（如夢遊、磨牙）同樣惱人，但眞正爲了鼾聲問題主動尋求醫治的人並不多，經常是因爲枕邊人被吵到忍無可忍、受不了，才會被催促就醫。

抱怨歸抱怨，當你被家人或伴侶的鼾聲吵得睡不著時，不妨仔細聽聽他們的鼾聲頻率、音量，若發現「咦？奈乀嘸喘氣」，打鼾的人好像有幾個瞬間、極短暫的時間竟然沒有鼾聲了！這種片刻的安靜先別高興，裡頭其實隱藏著健康大危機——睡眠呼吸中止症，比起打鼾隆隆聲更危險、更嚇人！

抓到了！百病之源「缺氧」，正悄悄躲在鼾聲裡

警訊　「聽不到更危險！」鼾聲與鼾聲之間的靜默，隱藏著另一個致命疾病——睡眠呼吸中止症

打鼾可說是「睡眠呼吸中止症」的代言人，兩者關係極爲緊密，經常在夜間一動一靜、一前一後的出現，也是最爲人熟悉的一種睡眠症狀。甚至有些人在白天打盹、小瞇一下，或在辦公室睡午覺，連坐著睡或是趴著睡的姿勢，也會發出呼嚕呼嚕的鼾聲，這種情況就要更加小心注意了。

美國梅約醫學中心對於「打鼾」及「睡眠呼吸中止症」的定義是：「打鼾」是指呼吸時，空氣流通經過咽喉一帶鬆弛的組織，產生吵雜或刺耳的聲音。當身體躺下睡覺時，因爲全身肌肉放鬆，口腔

「打鼾」＝「睡眠呼吸中止症」嗎？

打鼾與睡眠呼吸中止症兩者並非等號，在睡眠中會交替出現。睡眠呼吸中止症對人體傷害很大，與打鼾的關係如下：

- 睡眠呼吸中止症患者 → 都會有一定程度的打鼾。
- 會打鼾的人 → 不一定達到睡眠呼吸中止症的診斷標準。

什麼是
睡眠呼吸中止症？

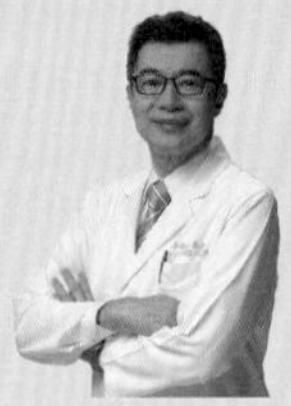

睡眠呼吸中止症是指人在睡覺時，上呼吸道（包括鼻咽、口咽、下咽及喉部）發生反覆性的塌陷，因而堵住呼吸道造成呼吸變淺且變費力，更嚴重者會造成氣道完全堵塞，吸不到空氣而窒息。多數人是因為肥胖造成呼吸道狹窄，或維持呼吸道通暢的肌肉張力不足而容易塌陷所致。也有人是因為先天下巴較小或後縮、顱顏缺陷、扁桃腺肥大或懸雍垂過長，造成呼吸道狹小所致。

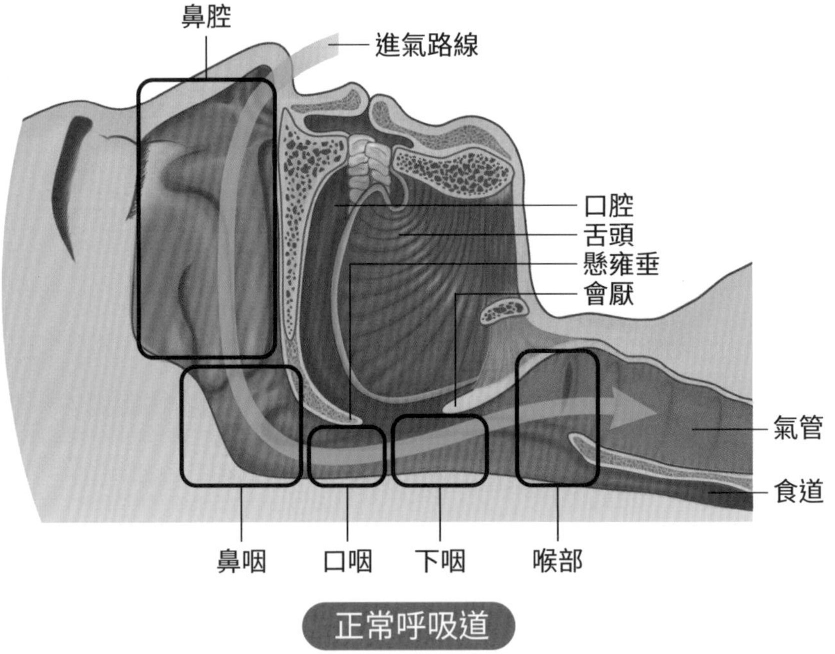

▲ 呼吸道通暢時，氣流平順沒有吵雜的聲音

打鼾－呼吸道部分阻塞

▼▶ 呼吸道變狹窄時，通過的氣流加速，使得懸雍垂、軟顎等軟組織振動拍打起來，形成我們熟悉的打呼聲

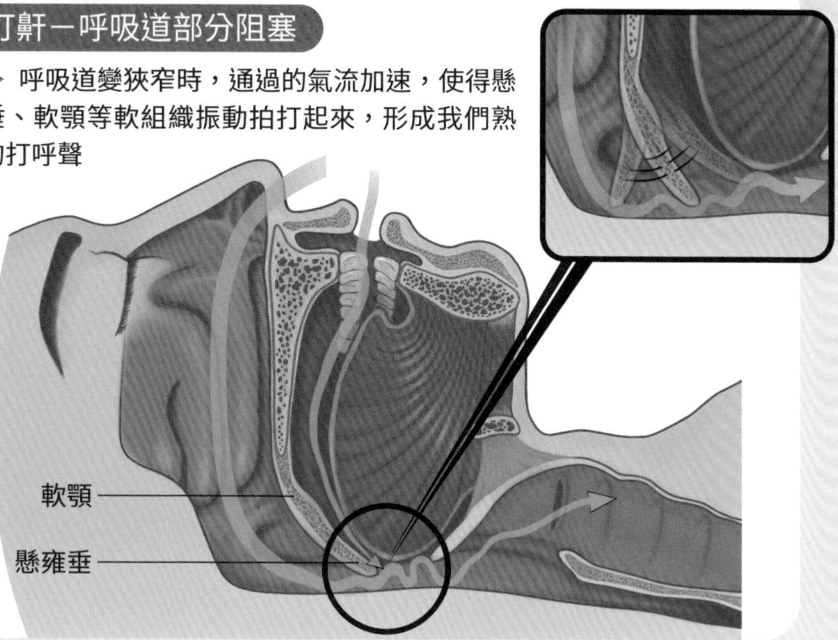

睡眠呼吸中止－呼吸道完全阻塞

▼ 呼吸道完全阻塞時，氣流無法通過，寧靜無聲，此時是睡眠呼吸中止，危險性高

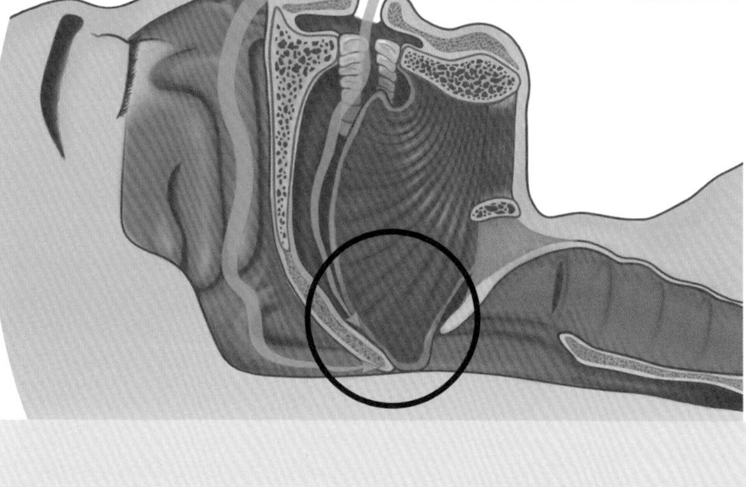

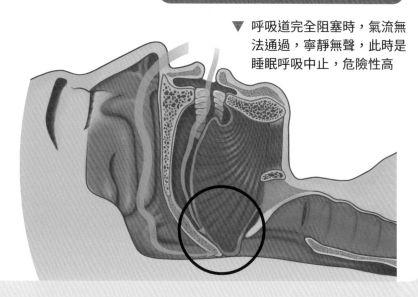

內、鼻咽腔內的軟組織也同樣會變得鬆弛，呼吸道空間因而變得窄小許多，當氣流經過時速度加快，就容易振動發出聲響。這情況可以想像成賽車開過跑道，路面上若有桶子等物品，此時會一起被振動。當我們快速呼吸時，呼吸道內呈現負壓，軟顎等軟組織也會被振動，於是就會發出聲音；但如果是用緩慢的速度吸氣，就比較不會發出聲響。

也可以想像窗戶只開了一個小縫，當風吹過時會有「咻咻」聲，尖銳而惱人；但如果窗戶的縫隙比較大，那麼風吹的聲音就會變成「呼呼」聲，比較輕柔。人的一生中幾乎都會有打鼾的經驗，對某些族群來說，還可能特別是長期、連續性的問題，明顯危及健康，這族群就是患有「睡眠呼吸中止症」的人，需要積極的醫療諮詢與治療。

睡眠呼吸中止症三大類型：阻塞型、中樞型、混合型

睡眠呼吸中止指數（Apnea Hypopnea Index，AHI）每小時大於或等於五次，就會被診斷爲患有睡眠呼吸中止症。以這項標準來看的話，台

睡眠呼吸中止症三大類型占比

類型	阻塞型 睡眠呼吸中止症	中樞型 睡眠呼吸中止症	混合型 睡眠呼吸中止症
病患佔比	84%	＜1%	15%

灣整體人口罹患睡眠呼吸中止症的比例約達九～三十八%，尤其男性的患病機率特別高。

「阻塞型」睡眠呼吸中止症，是睡眠呼吸中止類型中最常見的一種（約佔八十四%），對全身健康有明顯的危害。在一篇系統性的研究中發現：阻塞型睡眠呼吸中止症（Obstructive Sleep Apnea，OSA）的發生率，會隨著年齡增加而升高，在老年人口中，男性盛行率高達九〇%；女性長者則佔了七十八%。

另外，**「中樞型」**睡眠呼吸中止症，是腦部受到創傷或其他原因造成無法發出呼吸指令、訊息等神經學損傷；**「混合型」**睡眠呼吸中止症，則是同時具有阻塞型及中樞型兩種狀況。

有鼾聲很可怕，突然沒鼾聲更可怕！

呼吸道因爲發炎、鼻塞、肌肉鬆弛、分泌物多而濃稠、構造異常等因素，也會產生類似「坍方、堵塞、土石流」的狀況。**打鼾聲音的形成，主要是因為呼吸道「有一部分被阻塞」**，在不同部位阻塞時，所發出的鼾聲會不同，聲音可謂變化豐富，若只是單純的打鼾，八〇%來自軟顎的振動；然而，**睡眠呼吸中止的情況則屬於呼吸道「完全阻塞」，所以，睡眠呼吸中止對於生命健康的威脅比較大**。

尤其要注意的是：當呼吸中止時，其實不會發出聲響。也就是說，可能窒息的危險時刻，反而是聽不到打鼾聲、最安靜的時刻。

因爲兩者的氣流通暢度不同，打鼾與睡眠呼吸中止這兩個現象，不會在同一個時間點出現，而是交替出現。

我有「睡眠呼吸中止症」嗎？一分鐘立即檢測，快速辨識高危險群

警訊 睡眠呼吸中止症的病況不一定是緩慢漸進式，也有可能從輕度短時間跳級重度

天天打鼾，當心越睡越憨：三十七兆細胞缺氧拉警報！

從打鼾到睡眠呼吸中止症的程度變化光譜中，最左邊也就是最輕微的情況，程度只是「發出

鼾聲」；中間則是「上呼吸道阻力症候群」（尚未達到睡眠呼吸中止症的判斷標準，有打鼾且精神不好、呼吸道氣流不穩定，睡眠中有時有些醒覺、睡不好）。光譜接續向右方，則是不同程度的睡眠呼吸中止症，分類爲輕度、中度、重度三種；最嚴重的則是「肥胖換氣不足症候群」（Obesity Hypoventilation Syndrome，OHS），特徵是患者體內血氧濃度低、二氧化碳比例高、體態肥胖。

從「沒事」到「猝死」只要幾分鐘！

在這條帶狀光譜上，不一定每個階段都會按部就班的經歷，最可怕而容易被疏忽的是：病況有時候可能從輕症快速跳轉至重症。所以，一定要經常留意自己在睡眠中的呼吸情況，最好能做睡眠檢測，並尋求專業幫助。[註1]

阻塞型呼吸障礙程度光譜

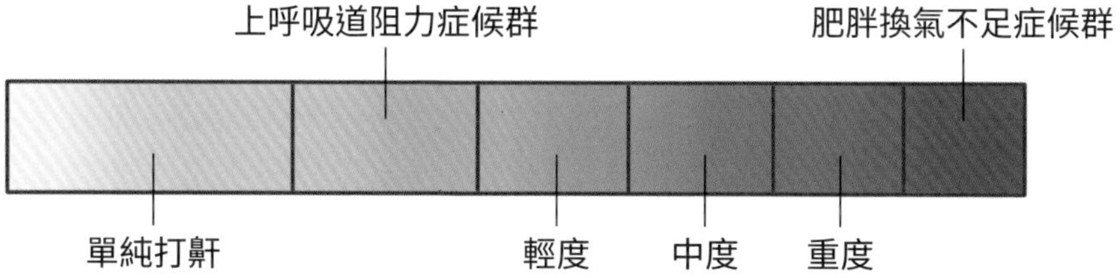

▲ 從打鼾到睡眠呼吸中止症，就像一條帶狀光譜，有輕、中、重不同的嚴重程度分級

睡眠呼吸中止症高危險群

15 大指標

- ☐ 肥胖者（BMI 超過 30）
- ☐ 頸部過粗（男性大於 38cm、女性大於 35cm）
- ☐ 50 歲以上至年長者
- ☐ 患高血壓、糖尿病等慢性病
- ☐ 甲狀腺機能低下者
- ☐ 肢端肥大症
- ☐ 顏面結構異常
- ☐ 鼻咽喉構造狹窄
- ☐ 下巴內縮
- ☐ 扁桃腺樣體肥大
- ☐ 鼻塞情況嚴重
- ☐ 經常喝酒抽菸
- ☐ 服用安眠藥或肌肉放鬆劑
- ☐ 常熬夜或是大夜班工作
- ☐ 有阻塞型睡眠呼吸中止症家族病史者

居家快篩．．三大自我檢查&評估量表【醫療專業版】

這裡提出三種臨床常使用的評估量表，可幫助你快速檢測出自己的睡眠問題，包括了解自己是否有睡眠呼吸中止症；並從白天打瞌睡或嗜睡情況，反推夜晚的睡眠品質是否良好；以及判斷你的打鼾程度，對生命安全可能造成的影響性。這些問卷結果，亦可作爲治療前後的參考評估。

量表一 《不要開槍》STOP-BANG

【即測立知】篩檢自己是否患有睡眠呼吸中止症

曾經有病患詢問：「醫師，人家說我的症狀似乎是睡眠呼吸中止症，所以我到胸腔科安排做睡眠檢查，可是都要排到半年後才能輪到我，聽說有比較簡單的問卷可以自己在家做，而且問卷名稱很好玩，叫《不要開槍》，眞的有這樣的量表嗎？」

沒錯，懷疑自己可能有睡眠呼吸中止症時，可以先透過這份量表做自我評估，問卷名稱爲STOP-BANG，中文就是「不要開槍」，每個英文字母各是一項偵測評估的指標：

【STOP-BANG】

每個英文字母代表的指標	
S	代表 Snore：有沒有打鼾？
T	代表 Tired：會不會容易累？
O	代表 Observation：有沒有人發現你睡眠呼吸有異狀？
P	代表 Pressure：有沒有高血壓病史？
B	代表身體質量指數（Body Mass Index，BMI）：BMI 是否在正常範圍？
A	代表 Age：年齡已步入中年嗎？
N	代表 Neck：脖子是否過粗、因肥胖有雙下巴嗎？
G	代表 Gender：性別是女性或男性？

量表一《不要開槍》【STOP-BANG Scoring Model】

題號	題目	選項
1	打鼾 您打鼾聲音大嗎（比說話聲音大或者隔著門都可以聽到）？	□是　□否
2	疲乏 您會經常感覺疲倦、精疲力竭，或在白天也會昏昏欲睡嗎？	□是　□否
3	被觀察 有其他人觀察到您在睡眠中有呼吸停止嗎？	□是　□否
4	血壓 您有高血壓，或者正在進行高血壓的治療嗎？	□是　□否
5	身體質量指數 您的 BMI 超過 30 kg/m^2 嗎？	□是　□否
6	年齡 您超過 50 歲了嗎？	□是　□否
7	頸圍 您的頸圍男性大於 38cm、女性大於 35cm 嗎？	□是　□否
8	性別 您是男性嗎？	□是　□否
評估標準	★ 答案為「是」3 題以上，患睡眠呼吸中止症的機率較高 ★ 答案為「是」3 題以下，患睡眠呼吸中止症的機率較小	

評估分析

這八項問題皆爲是非題，答案在「是」與「否」當中擇一，任何一題只要回答「是」，即計算得分爲一分，最後加總八題總得分。

總得分	阻塞型睡眠呼吸中止症風險程度	建議作法
0～2分	低度風險	自我觀察
3～4分	中度風險	健康管理
5～8分	高度風險	建議就醫

然而，眞實世界中風險分級並不是只有總得分五～八分才是高危險群，只要「打鼾、疲勞、有觀察到呼吸停止」這三個症狀中具有兩項，例如打鼾且容易累，再加上肥胖或男性、頸圍寬或血壓高等其中一項，也屬於高度風險族群，建議即刻就醫。尤其身爲男性，就有基本得分爲一分，不得不謹愼。建議高危險群必須優先做睡眠檢查，早期診斷並及早進入治療階段，方能大幅改善。

改善壓力點，輕度打鼾可以自我療癒

做過此項評估，若病況還算輕微的人，可以自己在體質和生活上做一些調整：

NG改善一　鼻塞

觀察自己有沒有鼻塞毛病，改善體質和減少接觸過敏原很有幫助。

NG改善二　仰睡

有些人只有仰睡時會打鼾，那麼建議改成側睡，先自己試試看能否改善鼾聲作響的情況。

NG改善三　肥胖

有些人是變胖以後才打鼾，那麼優先之道便是有效的減重。

NG改善四　生活驟變

像是家有新生兒或是長輩需要照顧，生活習慣一下子無法調整成規律的生理時鐘，那麼就需要花費較長時間適應新作息。

經過以上身體狀況和生活狀態的優化，通常打呼的情況就有機會減輕。

自我療癒五招式，效果立見！

1. 早睡不熬夜　2. 改善鼻塞　3. 不張口呼吸　4. 側睡姿　5. 減重

●具關鍵影響的兩大生理指標

生理狀況要特別注意以下兩大指數帶來的風險：

●你的BMI值超標嗎？

肥胖不只會造成打鼾，也會帶來其他的病症，睡眠呼吸中止症與肥胖有高度的相關性，身體質量指數BMI大於三〇kg／m²的人要特別留意，這是全身性因素。

●年齡邁入五〇歲

年紀超過五〇歲之後，也是加速發生睡眠呼吸中止的門檻，加上這些年紀的人經常合併有慢性疾病，肌肉力量也不如年輕少年仔，呼吸道比較容易塌陷、無力，因此造成呼吸進出氣受阻。

依據這些疾病徵象的輪廓描繪，我們可以知道：睡眠呼吸中止症患者的外在特徵，大概就是

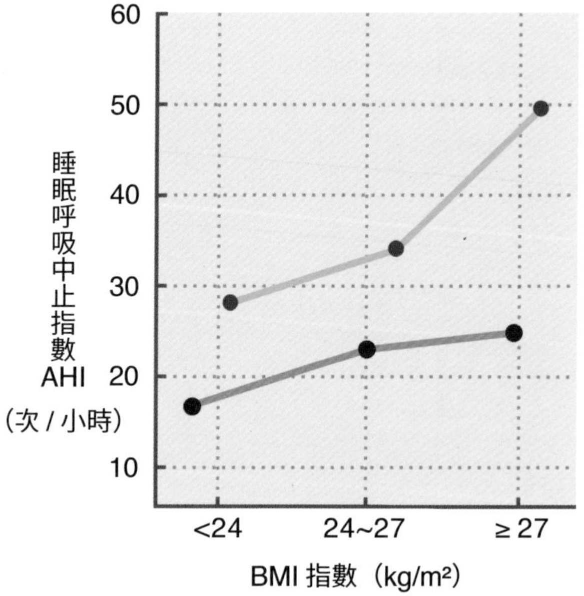

▲睡眠呼吸中止的次數（程度）與肥胖有正相關，愈肥胖呼吸中止愈嚴重

睡眠呼吸中止症與肥胖

中年肥胖男性居多，加上頸圍粗、脂肪多、小下巴（下頜骨向內縮），這些因素都會壓迫呼吸道的有效空間。

打鼾情況男女性別比例

過去前來就診的性別比例中，男性與女性大約是八：一；現在大約是四：一，看起來女性病患大幅增加。推估原因，可能是從前女性認為打鼾是羞於啓齒的問題，現在看來是為了另一半的睡眠品質著想，加上現在女性也可能因為普遍變胖、年齡因素等關聯性，加重了打鼾的症狀和自覺感、病識感而積極就醫，其中五〇至六〇歲女性亦為數不少。

比起男性，女性在青春期之後其實比較有優勢，女性分泌的黃體激素能夠保護呼吸功能，所以打鼾比例較低；但到了更年期之後停經，失去這層保護作用，那麼打鼾機率就與男性相同，在維護睡眠與呼吸健康的觀念上、生理上，男女性別比例因此又拉近。

睡不好，就容易高血壓

血壓與年齡、肥胖都有關係，但令人不禁疑惑：「為什麼睡不好也容易有高血壓？」例如值班工作，一個晚上被叫醒十多次，原本自律神經應在睡眠中休息，卻總是被迫拉回高亢狀態，交感神經作用強烈，血壓自然就升高，所以睡不好、睡眠不足，造成血壓高的情況會越來越明顯，已有許多研究文獻證明此一現象，也許得經常提醒自己：冷靜下來。因爲睡不好時脾氣也不好，對事情的耐受度會比較差，血壓控制也不容易，如果要做什麼重大決定，就稍微延遲一下吧！

血壓與自律神經的張力有關係，睡得好不好，當然會影響自律神經作用。順利的情況下，睡覺的時候心跳變慢、血壓下降、脈搏變慢、體溫變低，如同冬眠一般，整個節奏緩慢而具有修復功能；如果睡不好，那麼血壓就會失去自律神經的調節作用。特別提醒：有些患者屬於頑抗型高血壓，無論怎麼吃藥、調藥都無法讓血壓改善，此時應先確認自己會不會打

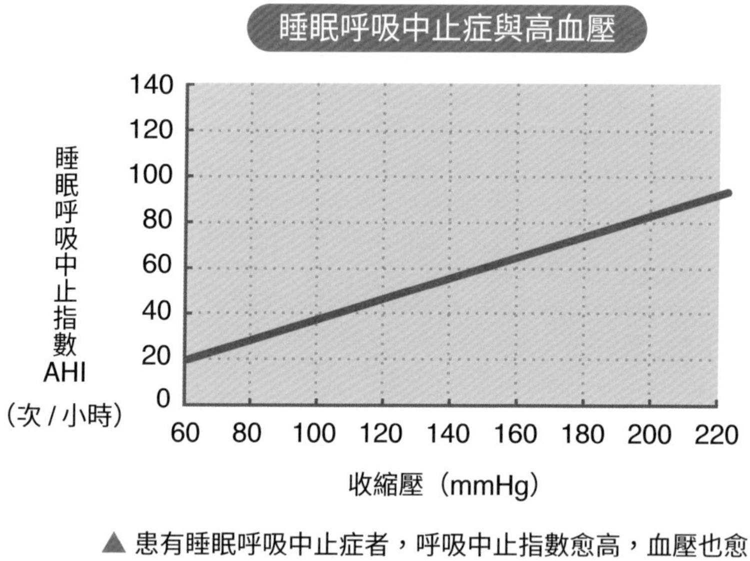

▲ 患有睡眠呼吸中止症者，呼吸中止指數愈高，血壓也愈高

鼾？同時治療睡眠呼吸中止症，雙管齊下，才能改善高血壓的問題。

量表二

《艾普沃斯白天嗜睡量表》Epworth Sleepiness Scale

【即測立知】睡眠相關治療的前後評估

美國睡眠醫學會近年來推廣使用「白天嗜睡量表」，評估自己在睡醒後一整天的精神狀況，藉以反映夜間的睡眠品質。量表內容僅有八道題目，分別在八種不同狀態下詢問你「會不會想睡覺？」這份簡易評估表具有一定的效力，也是睡眠醫學領域中被引用最多次的量表，十多年來超過兩萬多次，所以具有相當高的信效度。

評估分析

這份自我檢查表，也可作為睡眠相關手術的術前評估與術後追蹤，將每一題的題項得分加總，總得分範圍從〇至二十四分，一般而言若總得分十分以上，就屬於白天精神不好、想

量表二《艾普沃斯白天嗜睡量表》【Epworth Sleepiness Scale】

題號	題目	選項	治療前	治療後
1	坐著閱讀，打瞌睡的頻率？	0 從未　2 一半以上 1 很少　3 幾乎都會		
2	看電視時，打瞌睡的頻率？	0 從未　2 一半以上 1 很少　3 幾乎都會		
3	公眾場合安靜坐著，打瞌睡的頻率？	0 從未　2 一半以上 1 很少　3 幾乎都會		
4	坐車超過一小時，打瞌睡的頻率？	0 從未　2 一半以上 1 很少　3 幾乎都會		
5	中午或是下午小憩，打瞌睡的頻率？	0 從未　2 一半以上 1 很少　3 幾乎都會		
6	坐著與人交談，打瞌睡的頻率？	0 從未　2 一半以上 1 很少　3 幾乎都會		
7	沒有喝酒的情況下午餐後坐著，打瞌睡的頻率？	0 從未　2 一半以上 1 很少　3 幾乎都會		
8	開車遇到交通問題而停下數分鐘，因此打瞌睡的頻率？	0 從未　2 一半以上 1 很少　3 幾乎都會		
評估標準	每題最高 3 分，分數越高白天嗜睡程度越嚴重，罹患睡眠呼吸中止症的機率也較高			

資料來源：

睡覺、晚上睡眠情況堪憂的族群。這樣的情況會建議立即就醫，尋求專業診斷，醫師通常會先詢問兩種問題：

Q1 夜間睡不好，是否是因為失眠？

Q2 睡眠時間不足、有睡眠剝奪的情況嗎？

排除這兩類因素之後，才會考慮患者的白天嗜睡是否來自睡眠呼吸中止症。

必檢測！職業駕駛及重機械操作人員

當然，輪班工作者不適合這份問卷，因爲白天本就是此族群的睡眠時間，生理時鐘經常變換者，白天的精神狀況常有不確定性。若爲以下行業，如職業駕駛、公眾運輸工具駕駛、重機械操作人員，就要特別留意：白天精神不好，很有可能會造成重大公安事件與自身的危險。

國內外皆發生過因睡眠障礙危害公眾交通運輸安全的事件，例如從不誤時的日本新幹線，某次在經過東京站時竟然沒停車，細查之下才發現，原來司機有睡眠呼吸中止症，駕駛中途竟然睡著了。一架飛往美國的飛機，在預備降落在舊金山機場時，飛機竟在上空徘徊許久，未回應塔台指示進場，直到空服員前往查看，才發現駕駛艙內的正、副駕駛兩人都患有睡眠呼吸中止症，也都睡著了。還有在北美洲境內，曾有載運化學藥劑的大型聯結貨車，因爲駕駛在途中打瞌睡而發生交通事故，造成區域大面積受藥劑污染。因此，若是大貨（客）車駕駛因睡眠呼吸中止症而肇事，應該就要接受治療，直到病情改善後，方能恢復工作。

量表三 《打鼾級分表情符號》Snoring Assessment Tool

【即測立知】打鼾的頻率、嚴重程度

打鼾級分就如同十級分的疼痛指數表，有多種表情符合打鼾者的睡眠狀態與家人痛苦指數。

評估分析

輕度（1～3級分）及中度打鼾病患（4～6級分）建議先採取PART2介紹的生理自療法，例如改善鼻塞、早些入睡

《打鼾級分表情符號》指數表

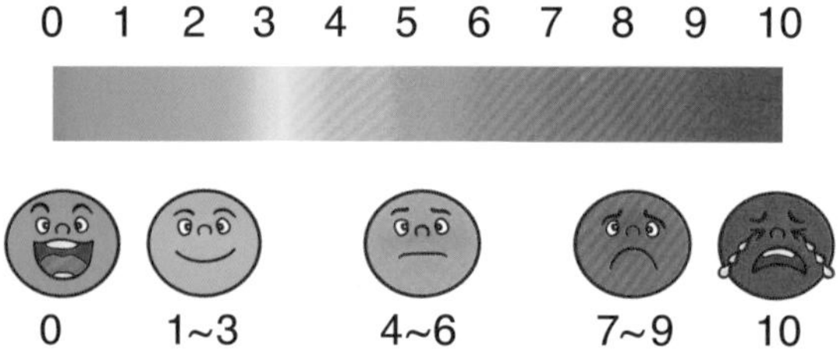

（調整生理時鐘、不熬夜）、睡姿改成側睡、張嘴呼吸者用止鼾膠布把嘴巴貼住，恢復經鼻呼吸，通常會有一定的改善。

以上三項居家檢查都屬於自我評估，每個向量都有不同的臨床意義，患者可以自行判斷或調整生活方式，若程度不算嚴重，請朝向良好的生活與睡眠型態來改善。若仍未見起色，建議儘早就醫才能避免惡化。

級數	打鼾嚴重程度	對同睡者影響
零度（0級分）	完全沒有打鼾的狀況	對同睡者沒有影響
輕度（1～3級分）	偶爾打鼾，太累或仰睡時才會	對同睡者干擾不大
中度（4～6級分）	每晚都會打鼾	對同睡者造成一定的困擾
重度（7～9級分）	每晚都嚴重打鼾	同睡者需要戴耳塞、吃安眠藥或改變作息如先睡
滿分（10級分）	夜夜鼾聲如雷	吵到沒有人願意共寢需分房睡

請問醫師，我該看哪一科？睡眠呼吸障礙成因多

因爲打鼾情況太惱人，終於決定要就醫的時候，新的問題來了：睡眠呼吸障礙，到底應該掛哪一科呢？在剛開始踏出看診的第一步，病患最常問的就是：「我老公（老婆）打鼾很大聲，有時還突然沒呼吸，好恐怖，這要看哪一科？」

其實，這是大多數患者共有的疑惑，目前醫院或是診所很少專設「打鼾門診」，所以經常要到耳鼻喉科門診檢查呼吸道結構；或是到精神科門診看失眠合併打鼾問題；或是到胸腔科安排睡眠檢查；通常只有在大型醫療機構才附有睡眠中心，台灣民眾對於這一塊醫療領域普遍都還不太熟悉。

有關睡眠呼吸問題，分散在各個醫療專科的診科屬性，以及所能提供的服務內容不盡相同，後文會有較詳細的介紹說明。新興的睡眠相關門診，以睡眠障礙（失眠）、睡眠呼吸障礙（打鼾、睡眠呼吸中止症）這兩種症狀爲最主要的服務範圍。

睡眠中心檢查：我一定要當「電線人」嗎？

進入睡眠中心或相關門診後，會進行專業的睡眠檢查，一種是在檢查機構內進行；另一種是居家型檢測。機構內的睡眠檢查相當完整，有十多種管路、多項生理監測，包括腦波圖、眼震、肌電圖、心電圖等，可以區分出受測者是否患有睡眠呼吸中止症、程度與類型，或是否併有及其他睡眠疾病。

至於居家型的睡眠檢查則比較簡單，監測項目比較少，會測量呼吸氣流、胸腹起伏、睡覺姿勢、血氧等，以評估患者有無睡眠呼吸中止的情況，以及了解嚴重程度和類別，但無法判別其他睡眠疾病。

整體診療：揪出癥結，確立治療方向

無論選擇精細度較高的睡眠中心檢查，或監測項目較少的居家型睡眠檢查，經醫師診斷後，根據患者病況程度與阻塞類別，確立治療模式，依照各科別專長來區劃或跨科合作進行治療，相關的診科如下：

●**胸腔科**：睡眠呼吸生理的全面評估，以戴陽壓呼吸器來改善。

●**耳鼻喉科**：以鼻腔、軟顎、扁桃腺、舌頭、喉部等部位檢查與手術爲主，也兼具內科治療法，開立醫囑使用陽壓呼吸器。

●**牙科**：配合進行齒列矯正或客製化止鼾牙套，戴上後將下顎往前挪動，口咽後方的空間就會變大，呼吸就能更順暢。

●**顱顏整形外科、口腔外科**：能夠進行正顎手術，將上下顎前移，拉緊側咽壁，並擴大軟顎與舌根後呼吸道空間。

●**精神科**：能讓併有失眠情況的睡眠呼吸中止症患者，透過失眠衛教進行行爲療法、教導病人放鬆，養成良好的睡眠習慣，也開立醫囑使用陽壓呼吸器。

●**神經內科**：對腦波最爲熟悉，若合併有神經學異常如：週期性肢體活動障礙、不寧腿症候

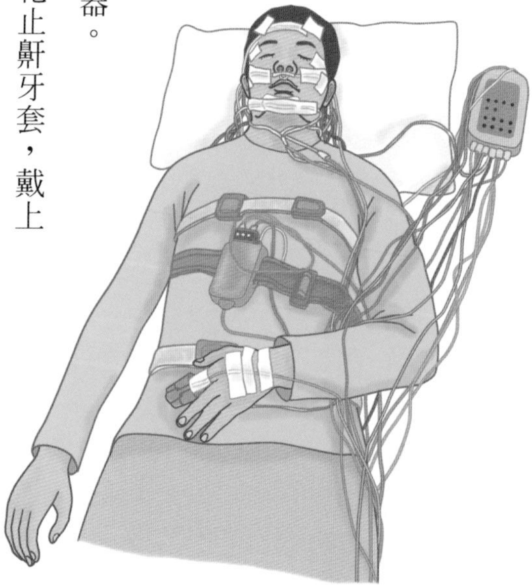

▲醫院內作的睡眠檢查，正式名稱為「多頻道睡眠生理檢查」。是在睡眠技師的監督下，完整記錄整夜的睡眠生理狀況

睡眠檢查

群而影響睡眠品質，建議以陽壓呼吸器合併藥物治療睡眠呼吸中止症與上述神經學疾病。

- **小兒科：**睡眠呼吸中止症會影響到孩童的生長發育、咬合不良等各方面發展，孩子因過敏、鼻塞、腺樣體阻塞而張嘴呼吸，上排牙齒會較快突出，下排牙齒追不上這樣的速度，就容易變成暴牙或鳥嘴型，生長發育也容易受阻，長不高、不長肉。小兒科可做出整體評估，與他科合作進行整體治療。
- **兒童心智科：**注意兒童的行爲發展，特別是注意力不集中與過動，往往會影響孩童的學習，造成課業成績不好。

睡眠呼吸中止症的牽涉原因很廣，在做完睡眠檢查後，找出肇因，多會依照以上各科屬性，選擇最適當的科別開啓治療模式。另外，還有中醫治療的方案，PART2 會有詳細介紹。

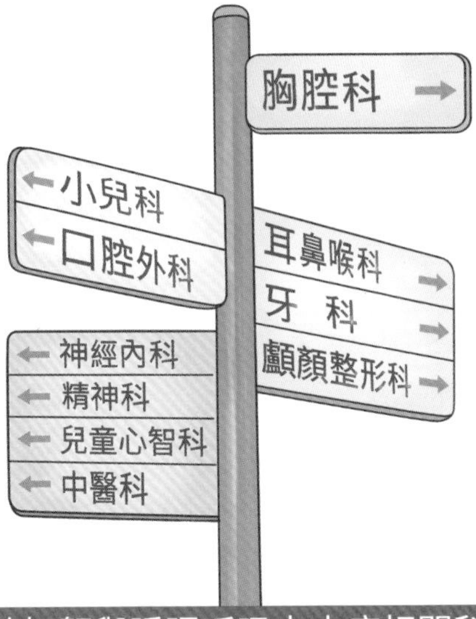

就診打鼾與睡眠呼吸中止症相關科別

讓專業醫師解決你睡不好之苦

處理睡眠問題的醫師多半極具耐心，因爲睡眠的問題在白天清醒時並不會見到，所以，醫師們都會練就察言觀色的深厚功力。每位患者的臉部輪廓會提供許多線索，從一走進診間的身形、神色、精神、言語及表情，多半就能反映一部分的病症程度，例如臉型（下巴有無內縮）、呼吸的特徵，有些人呼吸比較大聲、急促；有些病人顯露慌張、焦慮的神情，爲失眠所苦不言而喻。當醫師開始觀察患者的時候，就已經在爲如何治療，以及該走向哪一條路做判斷。

曾有患者一進門就嚷嚷：「醫師你一定要救我！我在竹科上班、住在台北，每天開車往返在國道上，都一定要停下來休息，精神不好、開車危險，每天出門都像是生離死別。」當病人這樣陳述時，醫師總是感觸很深，畢竟因爲睡眠問題而發生過交通意外的人不在少數，黑著眼圈、沉著臉色，看了眞是於心不忍，他們的家人想必更是擔心。

睡眠障礙可能出現各種症狀

打鼾、睡眠呼吸中止、失眠、易醒、淺眠、嗜睡、猝死、多夢、噩夢、夢遊、夜驚、說夢話、早醒、鬼壓床（睡眠麻痺症）、睡美人症候群、夢魘、睡眠進食、睡眠驚恐症、磨牙、半夜抽筋、流口水、肢體不寧（不寧腿症候群）、半夜頻尿、尿床、混亂醒覺、白天打瞌睡、呵欠連連等等

如何告訴醫師我的情況？說對四M重點，診斷更精準

曾有病人手足無措地說：「醫師，我都睡不好，早上起來容易口乾，白天精神不好、情緒也不好，問題很多，我到底要怎麼跟你說這些不舒服的情況呢？」病患常會擔心自己的睡眠症狀很複雜，而每次看醫生都很緊張，千頭萬緒，不知道如何說明自己的病況，也擔心醫生不知道會詢問哪些問題。

尤其進入討論治療模式的階段，醫病共享中，常需做適度的比喻與誘導，呼吸器是主流治療方式，但是病患可能不想長期戴呼吸器，覺得已經睡不好了還要在臉上掛著呼吸器，所以排斥接受治療，這時我常與病患分析：「戴呼吸器就像是戴眼鏡，眼鏡是一種輔具，藉著光學原理讓視力看得清楚，但不能矯正視力，如果好好保養眼睛、充分休息，那麼視力就不會惡化，甚至有機會改善。」當以呼吸器進行主要治療一段時間之後，晚上沒有鼾聲，白天有精神，再搭配飲食生活習慣的調整，減重、改善鼻塞與不張口呼吸，臨床症狀與疾病程度都會改善，也許就不用長期都與呼吸器為伍。醫生與病人一起建構希望，使其產生強烈的治療動機，願意規律的運動和保

健，這既是睡眠呼吸的治療，同時也是全身健康的保障。

有一次，我到書局買書，那陣子杜拜藉由帆船飯店的行銷風行全世界，我看到架上一本書，主題是介紹杜拜經濟學，興沖沖買回家，結果被家人笑：「你怎麼買了一本拜拜經濟學？」原來，我買錯了！但仔細翻了翻內容，才知道，敬拜神明也有步驟，該怎麼跟神明祈願，也是藏有學問的，想要讓神明聽懂你說的話，有一定的標準拜拜作業程序（Standard Operating Procedure，SOP）。

看病面對醫師的場景，其實也很類似進廟拜神，如何清楚說明自己最困擾的症狀？病症重點是什麼？這就需要經過沙盤演練一下，才能在短時間內讓醫生充分了解你的病情，做最有效率的檢查與治療。

以下爲四個醫病溝通時主要的對話焦點：

❶ 就醫的動機 Motivation：你最希望可以改善的困擾

對醫師來說，最重視的是病患上門求診的動機究竟爲何？目前多數患者的主訴可分三類：

- **打鼾吵到另一半、家人或是室友。**

- **白天精神不好、容易疲累，睡眠品質不好，怎麼睡都睡不夠。**
- **被家人注意到睡覺時呼吸會停止，而且停得滿久的，擔心自己會不會中風、心肌梗塞，或哪天猝死。**

醫生一旦瞭解患者眞正的擔心，便能換位思考，雙方一起討論最適合的治療選擇。例如想要減少心血管、腦血管疾病發生機率，長期而言戴呼吸器有療效的醫學證實較多。若白天嗜睡情況嚴重，那麼一定要進行詳細的睡眠檢查，戴上呼吸器通常會有明顯改善。但如果是以打鼾爲主訴，併有呼吸道或顱顏結構上的問題，那麼手術進行調整會比較符合病患需求。

患者自己若能把求醫動機明確表達，通常對自身需求也會比較瞭解，此時醫生給予的治療能更加精準。

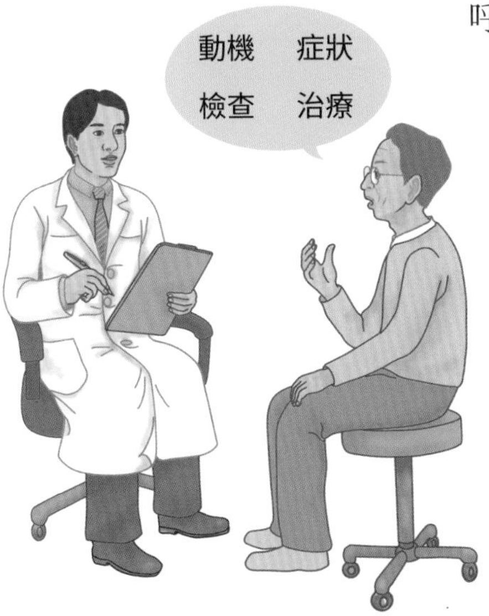

▲ 病患就診時務必告訴醫師求診的動機、臨床症狀、過去作過的檢查與治療

醫病溝通的焦點

❷ 睡眠有關症狀 Manifestation：醫師想了解你的狀況

醫生在診間通常會詢問患者與家屬，白天是否有鼻塞？睡覺時會不會張口呼吸？或者早上醒來會不會口乾？注意力與記憶力是否變差？生活習慣是晚睡熬夜，還是正常時間就寢呢？睡眠時間多久呢？有無失眠？晚餐進食距離就寢時間是否太接近？是否爲不定期輪班工作者？習慣仰睡還是側睡？這些都是相關症狀配合病人主訴，可以瞭解疾病的大致表現。

❸ 曾經做過哪些檢查 ExaMination：各種檢查報告一併帶去

已做完睡眠檢查，知道是中度或重度的患者，要在就醫時將前次檢查報告帶至診間，這樣就不需要重複安排再做睡眠檢查，避免看診次數與醫療資源的浪費。或者，有些人曾經做過睡眠內視鏡檢查，知道阻塞部位，那麼也需要準備一份病歷複本或光碟片。

❹ 曾經做過哪些治療 Management：過去療效與恢復情況、服用的藥物

例如戴過呼吸器或牙套、做過雷射燒灼等手術，都須告知醫師，因爲如果對術後疤痕組織又進行再次手術，效果將打折扣。主治醫生參考過往治療的經驗，更能了解病患的期待，也能對往後治療方式有所助益。

醫師與病人使用共同語言很重要！睡眠專科醫生設身處地苦其所苦，並留意疾病常相互連帶，除了關注打鼾或睡眠呼吸中止的主要問題之外，還要有「共病」的觀念，詢問病患有沒有失眠和其他睡眠障礙？有沒有慢性病或精神疾病的服藥？患者也許不會自我聯想，但有些人已經使用安眠藥長達數年，此時要考慮戴呼吸器或手術在不同面向的適應性。

考慮戴呼吸器或牙套的病患，他的鼻子通暢嗎？有沒有過敏性鼻炎或是鼻腔阻塞的問題？有時應先治療鼻子，才能促進打鼾相關的睡眠治療。每位醫師心中都有理想的排序，醫療步驟極爲重要，攸關病患與家人的福祉。

病患門診就診前，以及醫師都要有「四M原則」的觀念：Motivation 就醫動機、Manifestation 症狀表現、ExaMination 過去做過哪些檢查、Management 過去做過哪些治療。醫師對患者的身體歷程要清楚瞭解，所有的治療都以過去的症狀、檢查爲基礎。若病患能主動告知，整體醫療思維就會更聚焦，醫療效度就會更提高，雙方進行有效率的溝通才能解決問題。

睡眠呼吸障礙的重要檢查：掌握科技數據，治療更完善

「醫師，我聽說做檢查會放一根前端發亮的管子進入呼吸道，這些檢查的目的是什麼？有這個需要嗎？我不是已經做完睡眠檢查了嗎？」

其實醫生透過睡眠檢查，只能掌握患者的睡眠生理情形，若要進行手術，睡眠檢查無法顯示呼吸道阻塞位置的資訊。所以，睡眠檢查以及各項相關檢查，都有其個別價值與存在的必要性。

檢查❶ 睡眠檢查：睡眠呼吸中止症的確診、程度與分類

睡眠檢查是所有檢查的最初步驟，涵括許多項目，能夠幫助醫師瞭解患者有無睡眠呼吸中止的問題，程度如何？類型爲何？如同判斷腫瘤的臨床分期。進行主要治療之後大約半年，會再進行一次睡眠檢查，看看睡眠呼吸中止次數有無下降？血中氧氣濃度提升到什麼程度？打鼾次數有無減少？

檢查❷ 理學檢查：透視鼻腔與口腔的結構

由醫師使用鼻窺鏡、壓舌板，查看鼻腔與口腔內的解剖結構，例如鼻中膈是否彎曲、扁桃腺大小、舌頭位置、牙齒結構等。這些發現關係著治療方式的選擇。

檢查❸ 內視鏡檢查：確知呼吸道空間的阻塞程度

在細長管子前端有發光體，從鼻腔進入後，可以查看整個上呼吸道內的組織結構與空間大小、形狀，以及同時會觀察呼吸道內的變化，例如鼻子捏住後用力吸氣，在負壓下看看塌陷情況，稱作MULLER穆勒氏手法，步驟爲：捏鼻、閉嘴、用力吸氣，查看軟顎、舌頭、側咽壁與會厭軟骨在模擬負壓後塌陷的狀態。通常穆勒氏手法對軟顎與側咽壁阻塞的預測，精準度較高。

內視鏡檢查的優點是能夠同步拍照上傳，立刻對病人解釋，病患能藉由照片清楚看到自己呼吸道結構異常的位置，有助於醫病一起討論決定治療的方式。

檢查4 影像學檢查：掌握軟組織、顱顏骨及呼吸道的客觀數據

影像學檢查中最普遍使用的是X光檢查。上呼吸道的檢查，首重的是頭部側面的X光影像，可以看出呼吸道的通暢程度以及骨頭的位置，判斷骨架是否正常、軟組織是否太厚等。

前述四類檢查當中，第一項「睡眠檢查」是做爲診斷用，因爲只要睡眠呼吸中止次數超過五次，就會判定爲具有睡眠呼吸中止症；除此之外，治療後追蹤睡眠檢查能提供療效評估的依據；第二項「理學檢查」，主要觀測鼻腔與口腔的結構，可作臨床阻塞分類；第三項「內視鏡檢查」，可以看到呼吸道空間的動態變化與阻塞程度；第四項「影像學檢查」則能提供軟組織、顱顏骨及呼吸道的客觀數據。

從第二項到第四項檢查，與治療方式的決定相關性較高，可當作治療的參考，並與病人共同討論及決定。

前述四類檢查之外，有時還會另外附加「抽血檢驗過敏原」，看看有

各項檢查的功能

診斷疾病	決定治療計畫		
睡眠檢查	理學檢查	內視鏡檢查	影像學檢查

無過敏反應，體內的發炎指標若處於高過敏、高發炎指數，可能會增加重大疾病的風險，這些危險因素都要一併考慮、進行評估。本書 PART6 會針對這些科技儀器和檢查方式做更詳盡的說明。

【本章參考資料】

註1 Senaratna, C. V., Perret, J. L., Lodge, C. J., Lowe, A. J., Campbell, B. E., Matheson, M. C., Hamilton, G. S., & Dharmage, S. C. (2017). Prevalence of obstructive sleep apnea in the general population: A systematic review. Sleep medicine reviews, 34, 70–81. https://doi.org/10.1016/j.smrv.2016.07.002

PART 2

體況自療

打鼾不只是惱人噪音，更潛藏健康危機

你的生命健康，承受得了起幾次呼吸出錯？
輕度症狀免開刀，做好生理自療健康管理，
及早「氧」足精氣神，「氧」大免疫力

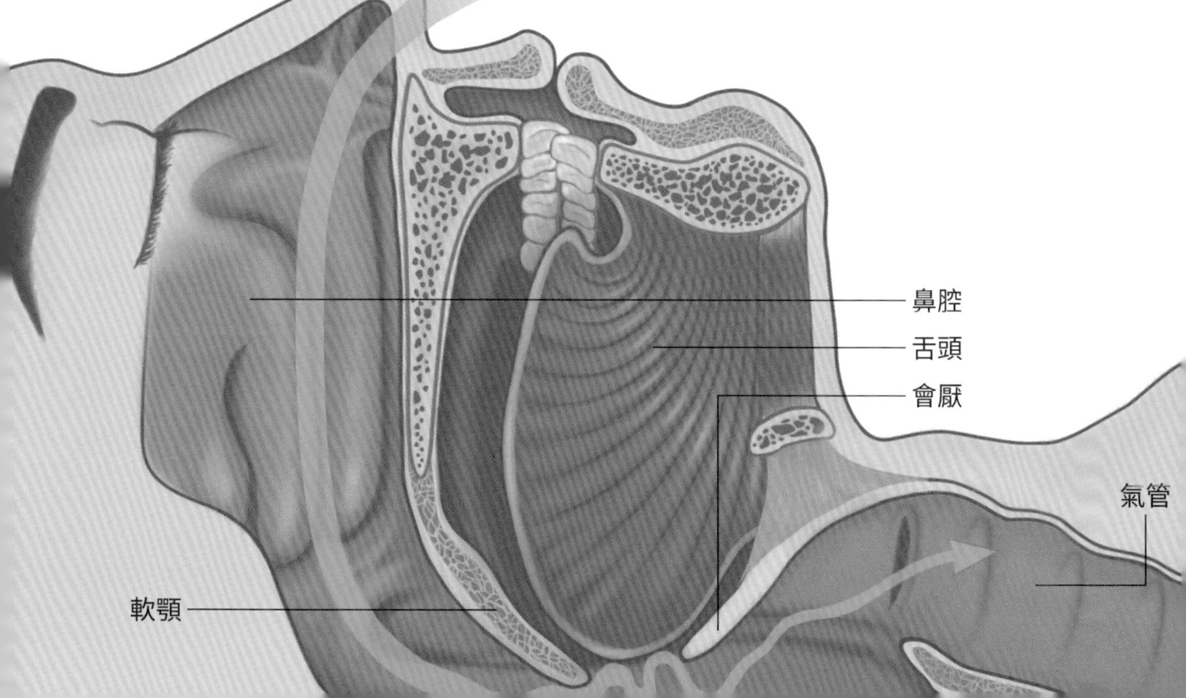

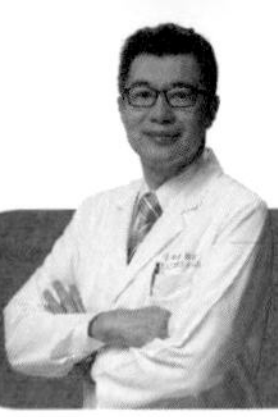

名醫診察室

聽懂鼾聲警報密碼

一樣都有睡覺，為什麼有人睡出滿滿活力，有人睡出一身毛病，還有人睡丟了寶貴性命？

「呼嚕呼嚕～睡得好甜」，「聽，鼾聲如雷！這個人肺活量好大」，這是多數人對打鼾的美麗誤會。「呼呼大睡」不等於睡得熟，昏沉嗜睡不等於睡得深，睡足七小時不等於睡得飽。影響身心整體健康的重要關鍵在於睡眠，而影響睡眠品質最根本的因素，就是整夜下來呼吸是否順暢、氧氣是否充足。

高度使用電子產品、夜生活豐富、熬夜、晚睡、過度疲勞幾乎是現代大眾常態，睡覺時原本就會比較放鬆的呼吸道肌肉，遇到上述這些影響因素，塌陷、阻塞的情況就會變得更加明顯，加上許多人有鼻子過敏和肥胖傾向，促使呼吸道發炎、狹隘、堵塞的問題加劇，睡眠呼吸中止症的患者，睡覺時呼吸道甚至是完全阻塞，不自覺就會改用嘴巴呼吸。「習慣了啦，還不是一直都活得好好的」類似這種疏忽成自然的態度，以及民眾對人體構造的不了解，自己呼吸道是否發炎、哪裡阻塞、有無異常，普遍都欠缺自覺感和病識感。因此，對於打鼾、睡眠呼吸中止的問題，不僅無法做到「未病先治」的預防，許多人其實是「已病未治」的高危險群而不自知。

打鼾與睡眠呼吸中止症最大的問題，就是慢性缺氧。身體細胞缺氧，代謝、排毒、修復、內分泌功能都會失調，以至於退化、老化提早出現，疾病增加。國人十大死因排行，以及難纏的慢性病如心臟病、高血壓、糖尿病、腦梗塞、中風、失智、癌症等，全身性的健康災情，都與慢性缺氧脫不了關係。

近年公開罹患睡眠呼吸中止症，或因為共病惡化而猝死的名人、藝人不少，睡眠呼吸障礙後果之險惡，終於逐漸引起民眾的注意。中老年人和肥胖族群因呼吸道肌力弱、阻塞更嚴重、慢性共病更多，猝死的機率非常高，不得不慎。如果您和您的家人會打鼾，一定要正視鼾聲的求救，給身體最及時的治療救援！

本章充滿了聲音，要教您如何聽懂「鼾聲交響樂」裡的玄機，辨別危險警訊；另外也提供六種簡單易做的生理自療法與健康管理，輕度睡眠呼吸障礙患者，在家就能自己改善呼吸道阻塞與打鼾問題，讓身體恢復最佳血氧濃度，逆轉易病早衰體質。這套方法無論是預防、治療、術後復健都很適用，實踐一段時間後，您還會驚訝的發現：原本困擾已久的其他老毛病、慢性病，似乎也跟著睡眠呼吸問題的療癒而有所改善，甚至消失了！

打鼾是暗夜殺神，也是救命的守護神

【機轉定義】　打鼾是睡眠時吵雜的呼吸聲，也稱為打呼、呼嚕

當身上出現一些小症狀，某個部位覺得「怪怪的」，像是會痛、癢、刺、麻，顏色、外觀改變，或身體發出平常沒有的異音，如耳鳴、腹鳴等，都是健康的警訊，提醒我們應該要就醫找出真正的問題。「打鼾」正是許多疾病所表現出來的共同徵兆，說它是人體健康的警報器，真是當之無愧！雖然發出的聲音令人困擾，但如果把它當成是觀測身心健康的線索，轉個念，正面思考，及早發現問題，甚至能救自己一命。

從保命音效，到健康警報器

從前人類過著穴居生活，晚上燃起火堆可以提供照明、溫暖身體、驅走野獸，可是在天亮之前，往往火源早已熄滅，此時進入夢鄉的人類，就給了野生動物入侵的機會。而這時，若持續鼾聲大作，發出巨響，野獸便不敢靠近，說不定還會逃之夭夭。這在人類歷史中雖然無可考究，但仔細思考，在原始時代，鼾聲未嘗不是一種防禦型武器，讓人類得以生存至今。

再從生物睡姿來看，打鼾不只是人類獨有的現象，其實只要是哺乳類動物，睡眠時呼吸道經常都會發出一些聲響。看看家中可愛的「毛小孩」，趴著睡覺時比較少發出聲音；一旦學會和主人一樣仰睡，就會發出呼嚕呼嚕的鼻息聲。有機會的話，不妨靠近正睡得香甜翻肚的毛孩子，側耳聽聽，說不定就會覺得打呼的聲音也沒那麼討厭，其實還滿可愛的。

在過去判斷一個人是不是睡著了，多半我們會豎起耳

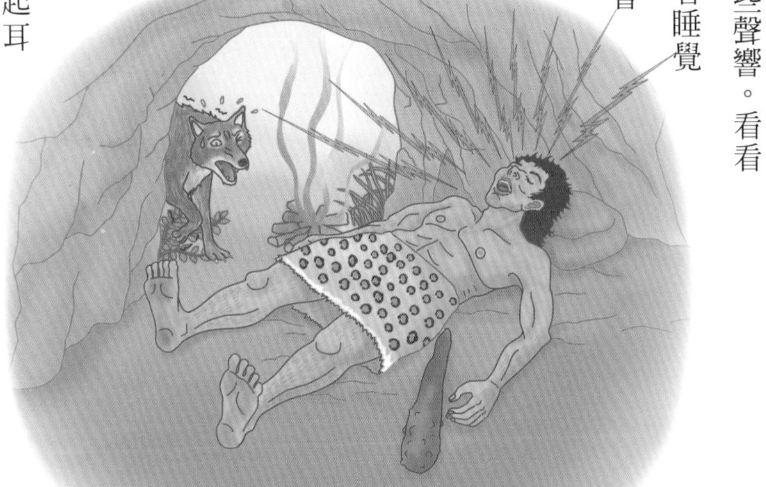

▲ 打鼾是睡眠時吵雜的呼吸聲，也稱為打呼、呼嚕。穴居時代鼾聲對人類來說可能是保命音效，趕走侵入的野獸避免遭受攻擊。時至今日，鼾聲則是人類的健康警報器，提醒人們身體某部分器官可能出了問題，必須警醒注意

打鼾涵義的時代演進

保命音效 ▶ 醒夢區分 ▶ 擾人清眠 ▶ 鼾聲有害 ▶ 冰山一角 ▶ 健康警報

朵，聽聽看有沒有打呼聲？如果有鼾聲，便心領神會，知道那個人已經進入夢鄉。在歷史故事《三國演義》中提到，名將張飛睡覺時眼睛總是睜著，要暗殺他的刺客摸不清張飛究竟是睡著還是清醒，因此不敢近身。直到聽見張飛發出如雷鼾聲，才確認他已經熟睡，終得下手。雖然這是稗官野史的描述，但打鼾與睡眠的連結已活靈活現存在千年歷史中。

八成現代人睡出「缺氧體質」

睡眠呼吸障礙的臨床治療經驗裡，我們已能確知：打鼾是「睡眠呼吸中止症」的一種具體表現，而**睡眠呼吸中止症是一種慢性疾病，會影響身體所有的器官和系統，患者可能因此形成肥胖體質、新陳代謝症候群、糖尿病、高血壓等問題**，這就像是溫水煮青蛙，剛開始通常很無感，往往要等到問題棘手，病人才會有所警覺。光靠著體重過重、血壓和血糖過高等徵象，一般人很難聯想到自己也有呼吸障礙的問題，更不知身上許多疾病，竟然與睡眠呼吸中止症互爲因果關係。

若是有打鼾的人，還比較容易注意到自己可能患有睡眠呼吸中止，因此比較會就醫求診，經過檢查後，也才會發現身體還有其他潛藏的疾病，這些疾病和呼吸道阻塞、缺氧、睡眠呼吸中止症，都有同宗整組的連帶關係，而且長期以來不斷惡性循環。

睡眠呼吸中止會造成體內缺氧，而「缺氧」與「發炎」是一體兩面，將導致中風、心肌梗塞機率增加，這種像土石流般的連鎖反應平常沒有跡象，可是一旦發生，幾乎無法收拾。門診中曾有患者因爲打鼾而就醫，經檢查後，才知道心臟已有一兩條血管嚴重阻塞。

又例如，有些人經常情緒低落、睡不好、失眠、白天精神不佳，長期吃抗憂鬱藥物，心情總是不好。後來精神科醫師詳細詢問他各方面的健康情況，包括問：「你睡覺時會不會打鼾？」進而突破盲點，轉介到打鼾門診。許多病患其實都是在不同分科醫師的追根究柢診查後，才發現原來自己患有睡眠呼吸中止症。

一直治不好的病，可能都和睡眠呼吸中止有關

有些病友的困擾是身體反覆感染，一直在感染科進行治療，又合併有糖尿病。後來經過詳細的問診及分析，才發現問題出在因爲打鼾、睡眠呼吸中止症，導致長期睡不好，引發免疫系統失調。其實，身體一個部位出現問題，不能用單點思考，必須通盤檢查，多注意各種大小警訊的提醒，在繁雜的線索中抽絲剝繭、釐清源頭，找出眞正的病因，才能選擇出最適當、最有效的治療方案。

人體的慢性病，每天都會一點一點的增加嚴重度，多數人無法自覺。還好打鼾是一個會發出聲音的症狀，非常清楚而明確，也比較會讓患者擔心而到醫院做檢查，進而發現潛伏的其他疾病，以及存在已久的各種相關共病，一起給予最有效的整體治療。

如同耳鳴，也是一種會發出聲音的健康警訊，有部分成因其實也和打鼾有關係。所以，不要不好意思去看診，不用害羞難爲情，你可以這麼想：「爲了健康去看醫師是正確的，而鼾聲是守護你健康的警報器！」

「沉默缺氧」好無感!?身體代償機制愛硬《一ㄥ，別輕忽！

二〇一九年全球在新冠肺炎疫情肆虐中，造成許多感染者和老年人死亡，隱形殺手就是「沉默缺氧」。有些死者的死因，也可能與睡眠呼吸中止症有關：近期美國曾進行研究，回溯新冠肺炎患者的就醫史，發現其中約有二十一至二十八%曾確診睡眠呼吸中止症，比例很高，將近四分之一。

就邏輯推論而言，睡眠呼吸中止症的病人因爲氧氣缺乏，睡眠血氧濃度降低到九〇%以下是很常見的情況，血氧值只有六〇%的也大有人在，甚至，還遇過有人低到僅有四〇%。這些病人

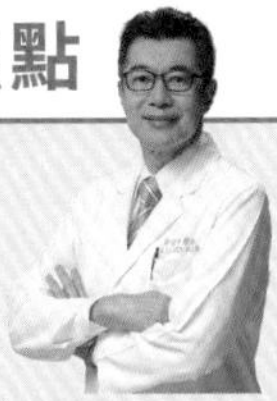

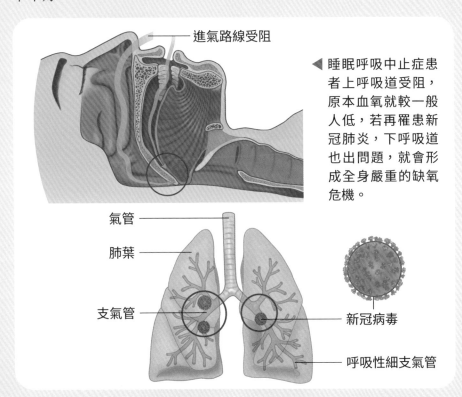

什麼是沉默缺氧？

沈默缺氧（Silent hypoxia）又稱隱形缺氧、快樂缺氧（happy hypoxia），是一種沒有出現呼吸困難症狀的缺氧狀態，目前已知是新冠肺炎的併發症之一，目前推測此疾病是因爲 COVID-19 病毒影響肺內氣道的血流以及肺中的血管，但沒有嚴重到會呼吸困難的程度。相關研究也懷疑：沈默缺氧是因爲肺部形成小血栓所造成，可能會讓血氧濃度低於 50%，但不容易被注意到，因此預後結果也多半不好。

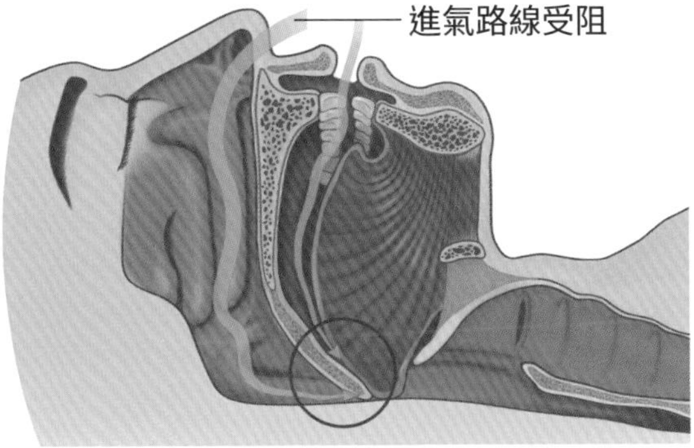

◀ 睡眠呼吸中止症患者上呼吸道受阻，原本血氧就較一般人低，若再罹患新冠肺炎，下呼吸道也出問題，就會形成全身嚴重的缺氧危機。

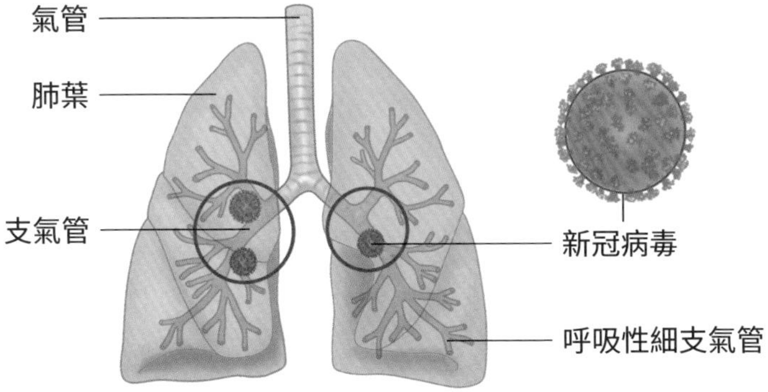

體內長期處在慢性缺氧的狀態，身體會自然發展成特定的模式去適應。如果病人每天晚上六至八小時的睡眠，都處於血氧濃度六〇至七〇%的情況，這時身體通常不會有什麼明顯的症狀，因爲「代償機制」會快速啓動，保持生命運作，這種情況大部分是屬於上呼吸道阻塞造成的缺氧；但是，如果此刻不幸感染到新冠肺炎病毒，則是深入下呼吸道的問題，若再加上原本的上呼吸道阻塞，那代表整個換氣通道都受到影響了，血氧濃度可能一路從七〇%降低到四〇%，像溜滑梯般快速，身體就會瞬間崩潰。

你濃我濃：「血氧濃度」究竟該多濃？

> ⚠ 警訊　睡眠呼吸中止症患者較易感染新冠肺炎，治療、復原情況也會比較差

人體正常血氧濃度，應該要維持在九〇%以上。回頭看看一般人，當血氧濃度從九〇%開始下降時，會啓動反應機制，包括呼吸變快、會喘、心跳變快，身體會趕快做代償；可是睡眠呼吸中止症的病人已經長期缺氧，如果突然之間肺部又出現問題，身體來不及反應、無法代償，血氧值猛然就掉到只剩三〇至四〇%，這時就需要急救、插管。所以，這種不知不覺中發生崩毀的情況才會被稱爲「沉默」缺氧，往往讓人毫無防備，措手不及。

睡眠中慢性缺氧的原因，比率最高的就是睡眠呼吸中止症。在美國，這樣的疾病大部分民眾都很熟悉，因爲當地可以免費做睡眠檢查，有醫療紀錄；反觀台灣，向大眾推廣此觀念大約十多年，才喚起部分病友的重視。所以，希望更多人能瞭解睡眠呼吸障礙的症狀表現，提防警訊出現，並及早就醫治療。

重低音、飆高音、突然爆破音！哪一種「鼾聲」最危險？

【機轉定義】睡眠呼吸中止症也稱睡眠窒息症、睡眠呼吸暫停症

很多病人的太太會說：「我老公打鼾很可怕，有很多種聲音，中間還會閉氣、停止呼吸，接著，突然爆出巨大聲響，這是怎麼回事呢？」

這是門診中很常聽見的描述，大部分的情況是病人家屬提到半夜的鼾聲，有很多種聲音的混合，像交響曲般多聲部合奏，複雜而變化多端；不像彈吉他等樂器單一而無共鳴。但即使像這樣生動的病況說明，仍無法成爲診斷的精確資訊，所以，會需要患者做進一步的睡眠呼吸檢查。

「命運交響曲」之深夜奪魂劇：枕邊人請警覺！

病人的伴侶和家人通常是一邊抱怨，一邊疑惑：爲什麼打鼾會有那麼多種聲音？有時卻又沒有發出聲響？頻率忽高忽低，又是怎麼一回事呢？

其實，這是因爲打鼾大部分是發生在吸氣時，依據呼吸道吸氣的途徑與部位不同，就會產生不同的高低音頻以及大小聲響，宛如多重奏一般。無論你和家人的打鼾聲是公害較低的呼嚕聲，還是高達八○分貝像汽車在按喇叭、九○分貝像火車開過、鑽地機啓動一樣令人

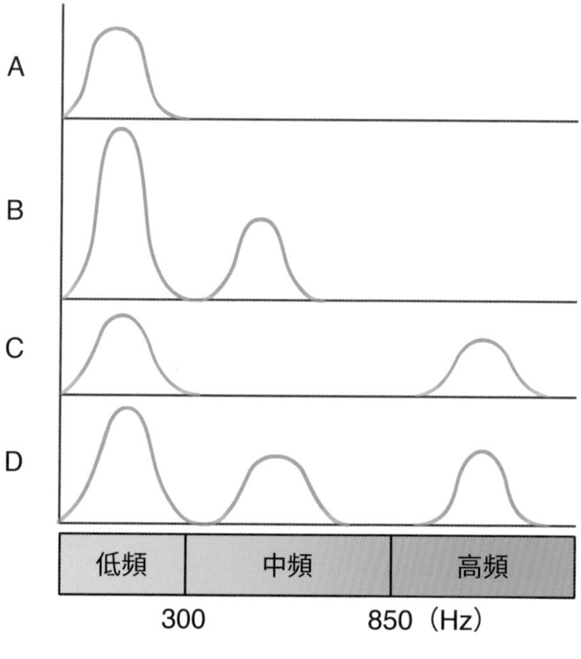

鼾聲是交響曲

▲ 睡覺時發出的鼾聲混合著多種類型，例如低頻（A）、低 & 中頻（B）、低 & 高頻（C）與低 & 中 & 高全頻（D）

抓狂，或是更危險一點，在安靜幾秒鐘之後突然又來個爆破音！各種鼾聲交響樂中，都暗藏著健康密碼與危險殺機，有待我們好好的辨識，提高警覺。

鼻鼾、口鼾、爆鼾三種經典鼾聲

依照不同的呼吸方式和途徑，打鼾有以下三種類型的聲音：

● 鼻鼾：悶悶的鼾聲

先從鼻部、咽喉構造來看，鼻子吸氣時因爲鼻腔內空間不大，後方的軟顎、舌頭空間較大，所以經鼻吸氣時，空氣灌入後方，經過九〇度的轉角向下，和我們打球反手拍一樣，力道會比正拍來得小，發出的鼾聲響度當然也就比較小。

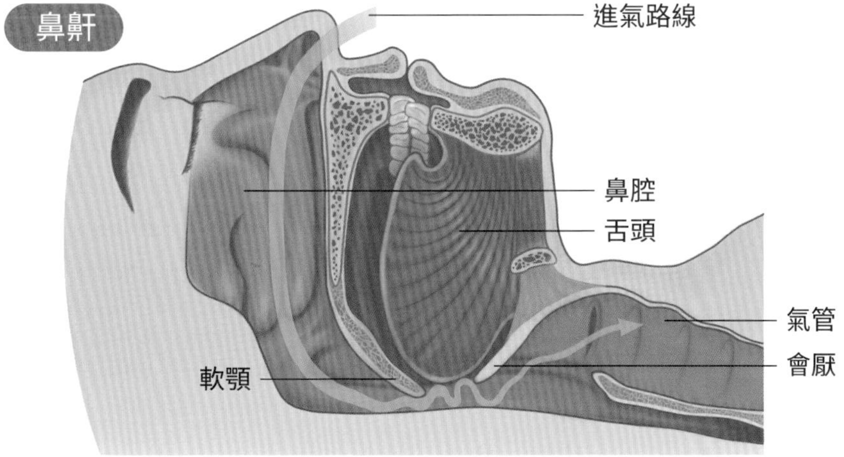

▲ 呼吸從鼻腔進氣，氣流從軟顎後方通過，聲響較小

● 口鼾：響亮的鼾聲

若是從嘴巴吸氣，氣流直接進入咽喉振動軟顎，聲音會比較大。口鼾就是睡覺的時候嘴巴張開，吸入空氣，直接振動到軟顎，能量比較大，發出的聲響會比鼻鼾來的大。

張口呼吸健康風險多

多數人會以爲：用嘴巴呼吸也一樣吸得到氧氣啊！其實，意想不到的傷害很多，包括：臉部肌肉浮腫鬆弛、皺紋變多、嘴唇乾裂、口乾舌燥、喉嚨乾燥、嘴唇外翻、口臭、牙周病、牙齦發炎、齒列錯位、咬合不良、上顎狹窄、微笑時會露出牙齦、牙齦色素沉著、臉部凹陷、臉型變長、下巴後縮、雙下巴、扁桃腺腫大、腺樣體腫大、容易感冒、肺

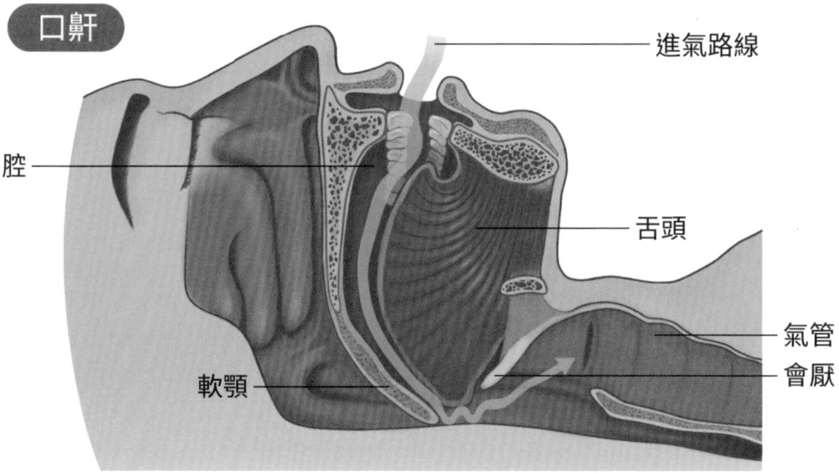

▲ 呼吸從口腔進氣，氣流直接振動軟顎，聲響很大

功能效率差、駝背等等。小孩經常張口呼吸會有所謂的「浩呆臉」，特徵是兩眼無神、臉部中段凹扁、容易流口水、無精打采、注意力不集中等問題，智力也可能受損。

● 爆鼾：生死一瞬間——呼吸中止後尖銳的氣爆聲

最讓枕邊人失眠、打鼾者自己也會驚醒的鼾聲，應屬呼吸中止後的氣爆聲。氣爆聲來自呼吸中止發生後，身體爲了保命，啓動「喚醒→呼吸」的機制。

當鼻腔、咽喉等上呼吸道部位被完全阻塞時，會在原本一片嘈雜的打鼾聲中突然靜默，此時呼吸停止，體內氧氣下降、血中二氧化碳濃度升高，刺激到大腦的呼吸中樞，警覺到「要趕快呼吸」！可是，此時呼吸道因各種原因已堵塞，加上睡眠時呼

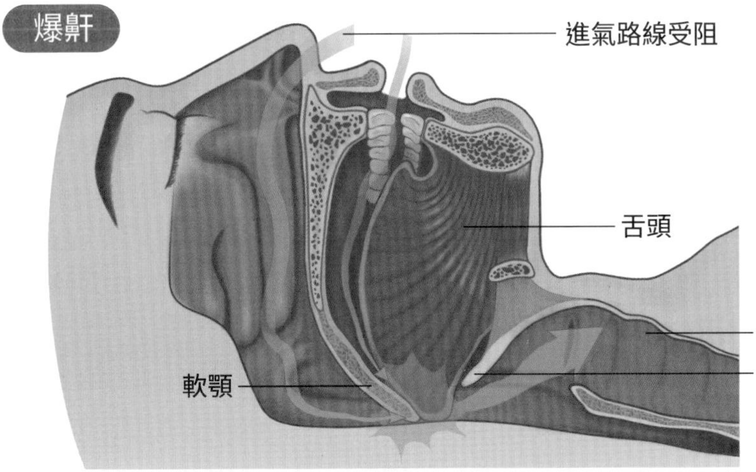

▲ 呼吸中止後（無聲）身體自救——喚醒自己打開阻塞的呼吸道，引發尖銳的氣爆聲

吸道的肌肉力量也很放鬆，氣道周邊的軟組織表面吸附在一起，黏住了撐不開，所以唯有把自己喚醒，恢復肌肉力量，用力打開呼吸道並強力的呼吸才能自救。就像是人溺水上浮時本能的猛力吸氣，也會突然發出巨大的聲響。

大腦先把人從睡夢中喚醒，恢復肌肉力量，才能夠將被軟顎和舌根擋住的氣道打開。對比幾秒鐘前呼吸停止的寧靜，顯得特別嚇人。有時不只是伴侶被嚇醒，自己也可能因此而清醒。所以，呼吸道瓣膜瞬間打開的空氣爆裂聲，比鼻鼾、口鼾，還要來的劇烈尖銳。爆鼾後病患可能會驚魂未定，氣喘不已。

振動部位決定鼾聲頻率

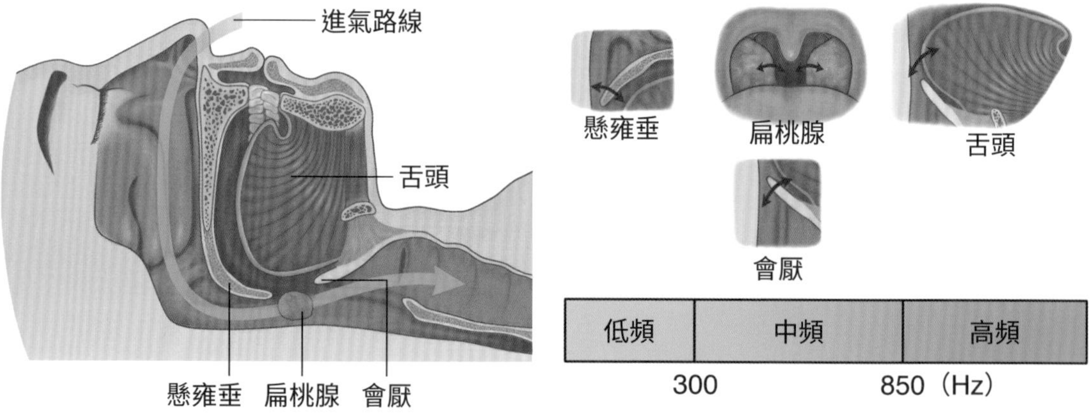

▲ 不同部位會發出不同頻率的鼾聲，懸雍垂、軟顎屬低頻；扁桃腺與會厭為中頻；舌頭為高頻

振動部位，決定鼾聲頻率

氣流從呼吸道進入，會經過多重的構造和組織，鼻子塞塞、喉嚨緊緊、舌根堵堵、扁桃腫腫、軟顎鬆鬆，到底是哪裡塞住了？氣流衝擊在哪個部位上？這些條件，決定了鼾聲的頻率與強弱。

● 打鼾頻率

呼吸氣流作用在不同的組織部位，打鼾頻率也會有差別：

- **作用在軟顎軟組織** → 低頻
- **作用在扁桃腺** → 中頻
- **作用在舌頭** → 高頻

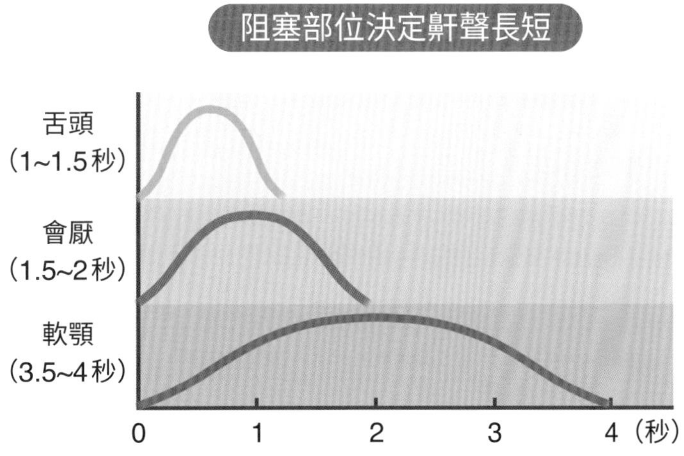

▲ 呼吸氣流受阻，作用在軟顎時鼾聲最長，作用在會厭其次，舌頭造成阻塞則鼾聲最短

● **鼾聲長短**

呼吸氣流受阻的部位不同，發出鼾聲時間的長短也不同：

• **作用在軟顎組織↓**鼾聲通常會比較長一些，可能三．五～四秒鐘

• **作用在會厭軟骨↓**大約一．五～二秒鐘

• **作用在舌頭↓**因爲很快就會塞住呼吸道，所以鼾聲時間非常短，大約一～一．五秒

睡眠深度、睡覺姿勢，也會影響鼾聲

睡眠姿勢不同，呼吸道受壓迫的角度和形狀變化也會不同，所以會產生不同的鼾聲：

● **睡眠深度不同**

睡眠週期當中，可分爲淺睡期、深睡期及做夢期。在不同的期區，呼吸道肌肉的鬆弛度不一樣、阻塞程度不同，鼾聲也

打鼾振動部位與頻率特性

頻率	低頻	中頻	高頻
振動部位	軟顎	會厭軟骨 扁桃腺	舌頭
赫茲（Hz）	300	300~850	850
振動時間	約 3 秒	約 2 秒	約 1 秒
危險程度	輕度	中度	重度

就跟著不同。

睡眠姿勢不同

仰睡和側睡所發出的鼾聲不一樣。多數人是軟顎鬆弛、舌根肥厚的問題，仰睡時容易阻塞，造成打鼾。但是側睡也並非所有鼾症的萬靈丹，例如扁桃腺較大的人，側睡反而會阻塞，一樣會打鼾。肥胖的病患，睡姿的變化則通常不會影響鼾聲，都容易打鼾。

整體來說，呼吸道不同部位阻塞，加上不同的睡姿，產生的阻塞程度不同，鼾聲也就不同。

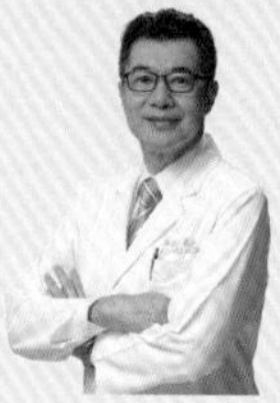

側睡能改善打鼾嗎？

根據研究統計，睡覺側躺對於打鼾的改善率將近六成，它的原理和軟顎舌頭因爲重力下墜有關。仰睡時，呼吸道內的軟組織例如舌頭，容易塌陷往後滑，呼吸道會變得狹窄，氣流經過就會振動。但是側睡時，從解剖構造圖來看，呼吸道比較有空間，可以對抗重力，所以側睡時就比較不會打鼾。曾有患者的太太說：「我是他暗夜裡的生命推手。」意思就是本來仰睡、打呼震天嘎響的人，稍微輕推一下讓他變成側睡，狀況就會有所改善。

睡姿與呼吸道的空間變化

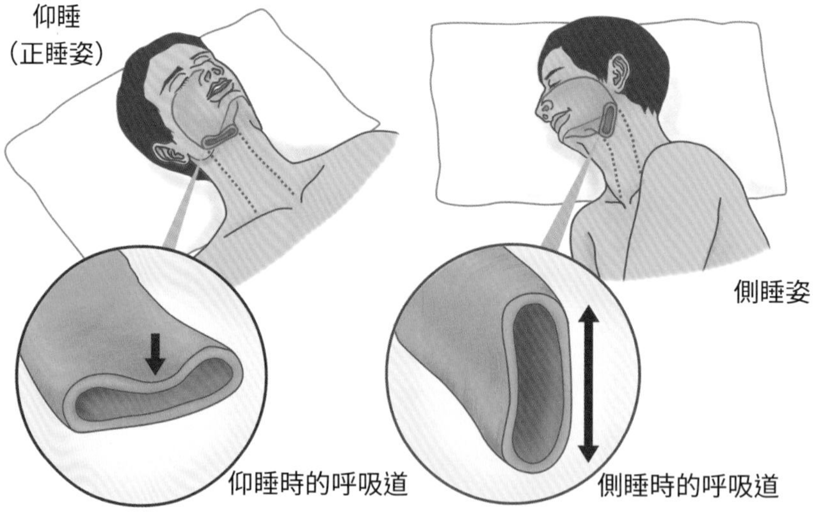

▲ 仰睡時呼吸道肌肉及軟組織容易塌陷，側睡時比較能抗拒重力

兩種例外：肥胖、扁桃腺肥大，另有對策！

側睡的方法並不是每個人都有效，例如瘦的人呼吸道空間通常是扁的、狹長的，改變睡姿就有機會改變呼吸道的空間；可是以下兩種例外狀況需要特別注意，可能必須搭配減重或手術來改善。

扁桃腺肥大不宜側睡

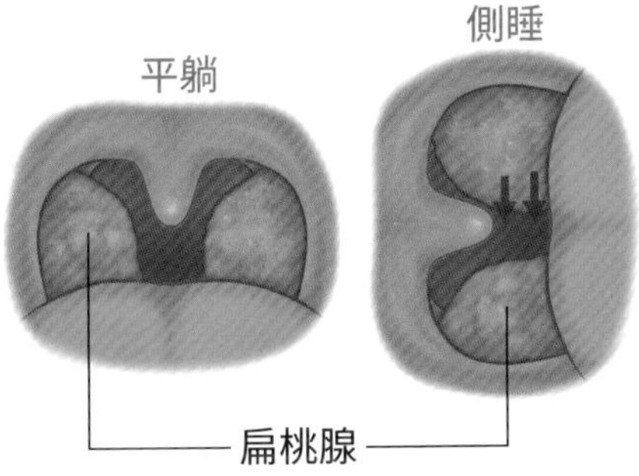

▲ 扁桃腺肥大病患，側睡時呼吸道更狹窄，打鼾反而變嚴重

過度肥胖會壓迫呼吸道

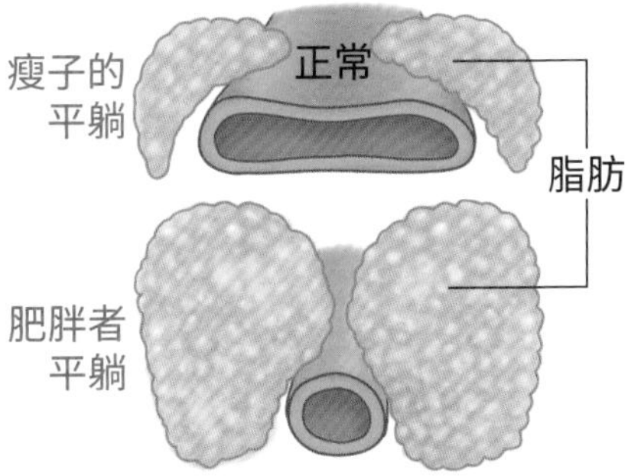

▲ 肥胖病患的呼吸道被脂肪擠成圓形，此時側睡沒有幫助

結構與睡姿

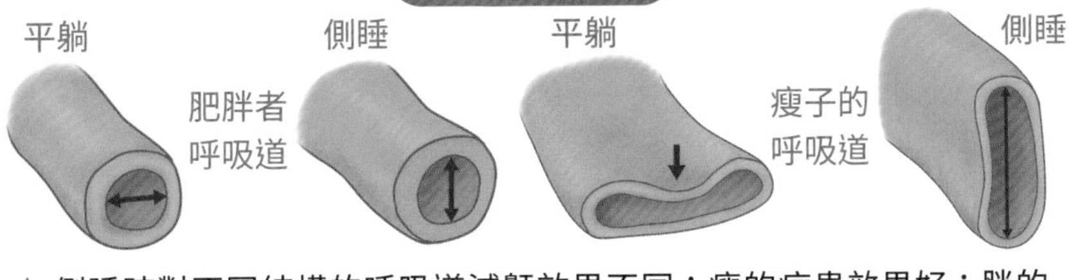

▲ 側睡時對不同結構的呼吸道減鼾效果不同：瘦的病患效果好；胖的病患沒有差別；扁桃腺肥大的病患效果較差

聽聲辨位：一表看懂「鼾聲頻譜」裡的呼吸關卡

鼾聲頻譜可做以下分類：三〇〇Hz以下是低頻；三〇〇至八五〇Hz是中頻；八五〇Hz以上是高頻。低頻的鼾聲多來自軟顎的振動；中頻鼾聲來自會厭軟骨與扁桃腺；高頻則多是因爲舌頭阻塞呼吸道。不同部位、睡眠時間、不同睡姿、不同睡眠深度，都與鼾聲有關聯性，所以，睡覺時打鼾聲音爲什麼這麼豐富，這些都是影響因素。不同的鼾聲頻率及聲響大小，與呼吸中止的嚴重程度都有關係。了解鼾聲頻譜最重要的意義就在於辨別危險程度，必要時要積極就醫診治。

整夜打鼾震不停，當心「頸動脈狹窄」易中風

●低頻、規律、連續↓病況較輕，相對安全

如果打鼾聲屬於低頻，每個晚上聽起來都是規律的打呼聲，表示睡眠呼吸中止的程度比較輕。這類鼾聲，通常顯示呼吸道呈部分阻塞，且阻塞部位多在口腔上方，此類患者以過敏性鼻

炎、鼻塞、軟顎鬆弛的患者居多。

● 中高頻、混亂、中間有停止及爆裂吸氣聲↓中重度較危險，迅速就醫檢查

如果打鼾屬於中、高頻，聽起來很混亂的患者，代表有睡眠呼吸中止的問題，且程度多屬於中、重度，這一類打鼾者建議優先安排做「睡眠檢查」。

研究指出：中、高頻鼾聲穿過側咽壁的肌肉，不斷振動頸動脈，血管壁內細胞會受到傷害，膽固醇修補受傷管壁，就會附著在血管壁上，如果打鼾、血管壁受損的情況反覆出現，膽固醇一層又一層的修補，就會造成頸動脈越來越狹窄，而頸動脈狹窄，就會增加腦中風的機率。

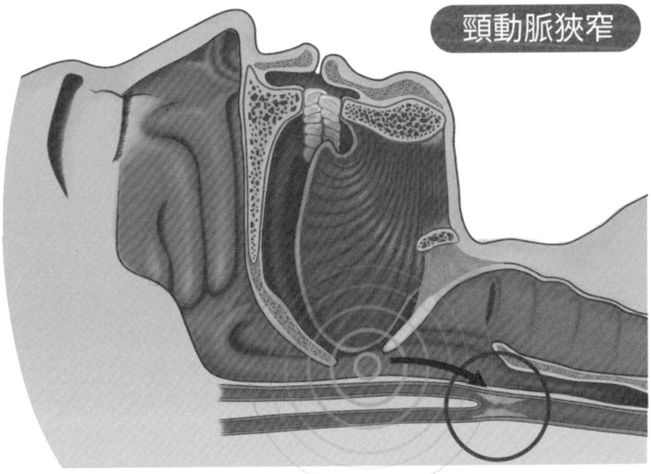

▲ 持續的鼾聲振動頸動脈，會反覆傷害其內皮細胞，造成血管狹窄化

打鼾與頸動脈粥狀硬化的關係，已獲得研究證實：在重度打鼾患者族群中，頸動脈粥狀硬化的比率高達六十四%，且經過校正分析後，可確信**打鼾是頸動脈粥狀硬化的重大獨立危險因子**，

這項發現，對於預防中風具有絕對的臨床意義。

我們也曾經研究打鼾患者頸動脈的厚度情況，以超音波測量方式掃描高頻鼾聲的患者，發現其頸動脈厚度確實比不會打鼾的人來的厚。所以，提醒大家做健康檢查的時候，不要忘了加測「頸動脈厚度」，當然，如果已經知道自己會打鼾，那麼就要及早治療與做好健康管理。

枕邊人是「雷神」？共枕好眠有方法

到打鼾門診求醫的患者，我都會一一詢問：「你爲什麼想要治療打呼的問題呢？打呼對你的生活造成什麼樣的影響？」

每個人都有不同的緣由下定決心尋求醫療，用心聆聽患者遇到的困難，將心比心，

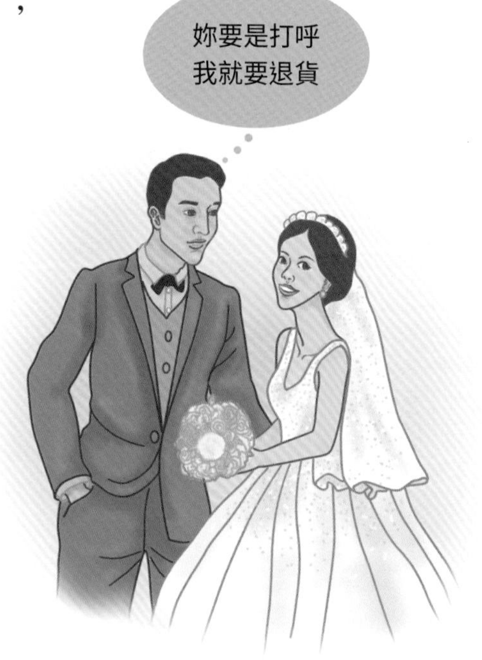

▲打鼾會破壞家庭和諧與婚姻，不僅自己的健康受影響，也會造成伴侶和家人失眠、神經衰弱和心血管疾病增加，並且引起口角甚至導致分房睡、離婚等危機

有時也爲他們的人際困擾和居家和諧感到憂心。打鼾所造成的影響不外乎：一、對別人的影響；二、對自我的健康影響；三、對猝死的恐懼。生活與健康整體壓力都很大。

別當人際圈裡的打鼾王

我印象最深的就是「搶救新娘大作戰」的案例，一位三十多歲的女性到門診哭求：「醫師你一定要救我，我快要結婚了，但未婚夫跟我說，新婚的晚上如果我還打呼的話，他要退貨。」當時我問她婚期大約在什麼時候，沒想到得到的回覆是：「六週後」。其實當下心裡立刻決定，這個案例非緊急處理不可，攸關人生大事，於是便將手術安排在隔週後進行。術後恢復很好，沒多久便順利出院。蜜月後病患又回到門診，很高興的告訴我她沒有打鼾：「醫師，謝謝你上次的治療，我沒有被退貨。可是，不妙的是，我發現我的老公竟然會打呼，所

打鼾噪音分貝對照表

分貝(dB)	10	20～30	40	50	60	70	80	90	100～120	130	140
類同音量	落葉聲	輕聲細語	背景噪音	辦公室	近距離交談	吹風機	按喇叭	除草機	夏日蟬鳴	電鑽	噴射機

以，能不能麻煩你也救救他？」

這樣的案例在門診中其實很常見，因爲夜間打鼾的問題而影響生活，每十對夫妻或伴侶中就有一對會鬧得不可開交、分房睡，或是經常吵架，也曾聽過有人因此而離婚。這些都是打鼾對家庭和婚姻造成的影響。

除了家庭生活之外，另一個受到影響的便是朋友關係，會在社交生活中形成心理障礙，例如出去遊玩時，不敢睡通鋪型房間，也不好意思提早就寢，擔心影響其他人的睡眠品質，所以，總會熬夜等待，等到同寢房的親友都睡著後才敢入睡。另有些人因爲有坐禪的朋友，則因爲自己會發出鼾聲影響他人靜修，日後便足不出戶，不敢再與同好往來。這些都是因爲打鼾問題實際影響人際關係的窘況，團體生活受到不少限制，因鼾聲而被迫自我孤立。

保「氧」心血管，斬斷缺氧共病鍊

有打鼾困擾的朋友都有些共同特徵，像是經常精神不好，無論睡多久都容易覺得累；在健康上也有心血管、腦血管疾病的潛在風險存在。他們的家屬更經常發出疑惑：「會不會睡到一半沒有喘氣（台語），就這樣離開人世了？」

猝死的機率，在打鼾患者身上的確比較高。

人類正常睡眠時，副交感神經作用較強勁，呼吸平緩、心跳脈搏、血壓、體溫都下降；然而，打呼的時候呼吸和心跳比較雜亂；呼吸中止時心跳變慢、血氧下降，直到要把自己叫醒呼吸的瓣膜瞬間打開，產生爆裂聲，心跳又突然加快，這時交感神經作用強。如此快慢交替之間，一分鐘呼吸中止若二至三次，一個小時內就高達一百多次，換算下來，等於一個晚上進行了六、七百次交替，就像開車時刹車、油門過於頻繁地交互踩踏，最後離合器一定會壞掉。這種快慢節奏交替，有時心臟反應不及，就會形成心律不整，引發心房顫動，血液無法從心臟打出去到全身循環，就可能發生猝死。這樣的機轉與中風時血管慢慢阻塞、慢慢缺氧，是不一樣的情況，但最後的結果都是提高死亡風險。

除了重大的健康問題之外，打鼾本身也會影響眼睛與耳朵的生理功能，造成臨床問題，包括增加耳鳴、眩暈、突發性耳聾、聽力障礙的機會，也有患者同時還罹患正常眼壓性青光眼。可見打鼾的影響層面及範圍之廣大，不能當作是單純的小毛病而忽視之。

KO鼾聲，「物理自療＋微創手術」立大功

總結打鼾最重要的三個指標：音量、頻率、次數。不難發現，對家屬而言，最在意的是「音量」；與疾病相關的則是「頻率」；「次數」則是比較容易被忽略。通常進行治療性手術後，從病人的回饋中會發現：打鼾的音量降低了；頻率也改善了，中、高頻減少，對健康的危害降低不少。唯獨在打鼾次數方面，有時僅藉由手術無法顯著減少，還需搭配日常的自我健康管理和生理自療法來調整。

六種超有效「自療法」：保養、治療、復健一本萬利

這裡提出幾種實用的保健療法，主要是針對身體現況做積極的優化調整，這種非侵入性的治療方式在不同的打鼾程度下，扮演三種重要角色：

角色一　主要治療法

單純打鼾者，做這套生理自療健康管理，多能有顯著減鼾的效果，此時這套方法扮演的就是「主要治療」。

角色二　輔助治療法

睡眠呼吸中止症患者，若是能在主流治療（如呼吸器、牙套、手術）之前，先做或同時做這套生理自療健康管理，調整好自己的生理狀態，可以讓主流治療效果更好，此時這套療法就扮演「輔助治療」的角色。

角色三　救援治療法

病患接受主流治療之後，經過一段時間，可能打鼾會復發，此時生理自療就可以作爲「救援治療」，用來繼續復健和保養。

打造不發炎、不阻塞的呼吸道，讓自己吸取到足量的氧氣並能好好睡眠，請從以下六個重要的生理自療法做起：

自療法一　一定要「經鼻」呼吸：張嘴呼吸是免疫破口

睡覺時若總是張口呼吸，等於是爲細菌病毒大開城門，若秋冬季節或冷氣房寒冷且乾燥的空氣直灌咽喉，更會造成發炎腫痛，呼吸道阻塞情況會更嚴重，鼾聲就會變得更大。

❶ 先改善鼻塞、消除過敏原

經口呼吸的人往往是因爲鼻子不通，所以，臨床上會建議應先改善鼻塞問題，例如過敏性鼻炎患者需要調理體質、減少環境過敏原（如塵蟎、灰塵、寵物、花粉等），必要時使用藥物讓過敏症狀減少發作。除此還要留意溫差變化帶來的影響，像是夏天進出冷氣房時，容易一直打噴嚏、流鼻水，鼻子很快就塞住了。

❷ 張嘴呼吸容易口乾舌燥

病人常在診間說：「我的老公鼾聲如雷，吵得我不能睡，早上起來又一直咳嗽、口很乾。」這就是張嘴呼吸的代表症狀！如果整個晚上嘴巴張開，打鼾強度就會增加，而且容易口乾，甚至有些病人早上起來，口咽乾到舌頭會黏住、打不開、難張嘴，因爲整個口腔實在太乾燥了。

❸鼻腔三大保護力

呼吸經由鼻腔、攝食經由口腔，原本是造物主分其道而行的設計，當空氣經過鼻腔時會有潮濕、加溫、過濾三個功能，正常來說，鼻腔內的鼻肉有黏膜，空氣經過時不會過於乾燥，也能調整溫度，不至於讓呼吸道或口咽不舒服。但是，若透過口腔張嘴呼吸，少了潮濕、加溫、過濾的功能，很容易就覺得口乾舌燥、喉嚨受到刺激而想咳嗽。

對肺部組織來說，三十七度左右的溫度最適宜，當外界空氣只有二十四度時，若是經由鼻腔進入體內，便能從二十四度加溫到三十七度；若是

呼吸途徑

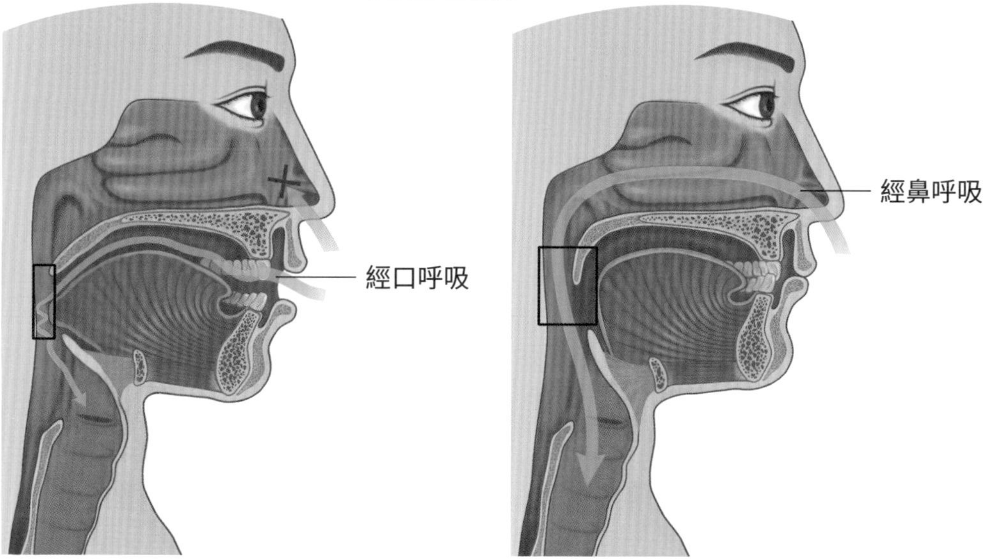

▲經鼻呼吸（右圖）呼吸道空間較通暢，因軟顎與舌根不會後移，比較不會造成阻塞。張口呼吸則會使呼吸道阻塞更嚴重，且鼾聲更大

透過口腔，便失去保護作用，容易刺激咽喉。所以，常吸入冷空氣的病人會抱怨晚上容易咳嗽、經常喉嚨發炎。

至於過濾功能，鼻腔內的纖毛擔當此重責大任，如同一張蜘蛛網篩去空氣中的小分子、PM二．五等等。不過，有些分子濃度太高或粒徑太細微，例如嚴重空污，此時纖毛也無法達成完美的保護任務。更何況是經口呼吸的人，沒有過濾功能，自然這些傷害健康的小分子就進到肺部，造成阻塞性肺部疾病，甚至得肺腺癌的機率也可能增加。

打鼾病人呼吸道常見的問題，還有些是軟顎肌肉已經鬆弛的狀態，這會讓呼吸阻塞的情況變得更嚴重，打鼾強度也就更上一層樓了。當我向患者的伴侶解釋造成夜晚打鼾、白天乾咳的成因時，有時伴侶會開玩笑地詢問：「那把嘴巴縫起來不就好了？」其實沒有錯，的確是有一種「止鼾貼布」，可以在睡眠中使用，目的正是讓嘴巴閉合起來。但此舉有重要的先決條件：必須先解決鼻子阻塞的問題，才能「封嘴」，否則就是「謀害親夫」了。

❹ 鼻甲肥大、鼻中膈彎曲，一定得動手術嗎？

呼吸障礙的治療臨床上會先檢查患者有無過敏性鼻炎？有無鼻中膈彎曲等問題，若是鼻部構造異常，例如鼻中膈彎曲或下鼻甲太肥大，有明顯鼻塞、張口呼吸，且藥物治療無效者，就需要以手術調整；若是過敏患者，就要從生活面來改善，減少接觸過敏原，以及使用藥物協助降低過敏反應。

❺ 兩大減音神器：「止鼾貼布」與「下巴懸吊法」

解決鼻子問題後，就可以挑選嘴巴貼布了。要選到適合的材質，並不是像電視劇演戲用的大塊白色藥布。首先，膠布的黏性要夠，因爲睡覺時可能會流口水，膠布沾到口水就會失去黏性而脫落；材質又不能使人過敏，親膚性要好一些；更重要的是要方便撕除，可不能撕掉一層皮。可以在藥局詢問是否有合適的產品提供選擇。

但是有些人是上下顎咬合不正，或是顳顎關節不良的問題，膠布貼合的效果有限，要改用「下巴懸吊法」，就是將一條特製的束帶綁在頭上，將下顎合攏

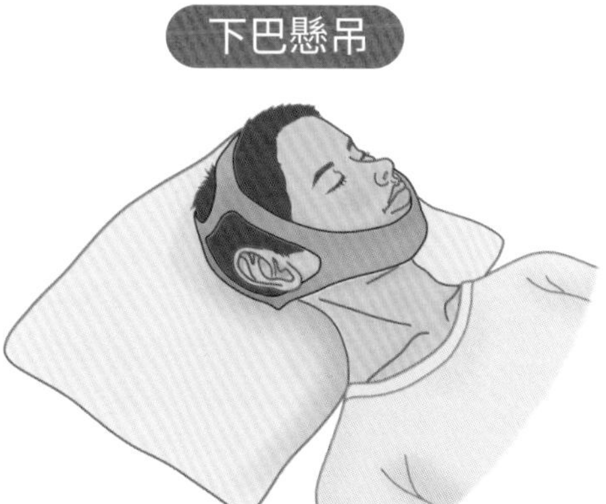

▲ 固定下巴以避免張口呼吸與打鼾

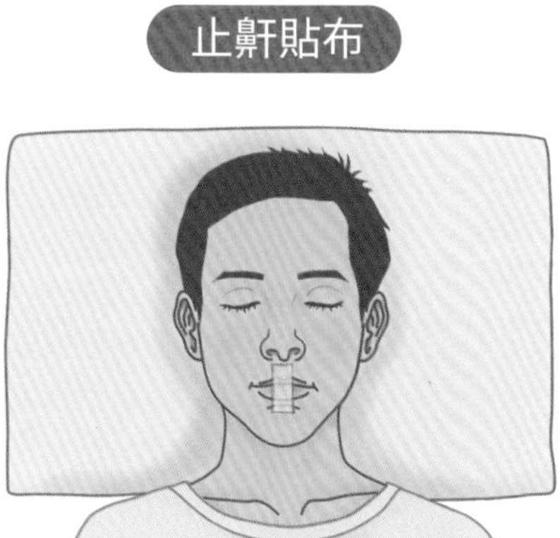

▲ 避免張口呼吸及引起巨大鼾聲

吊起，使嘴巴不會張開，固定著來睡覺。

此外後面會提到「口咽肌肉訓練」，能在睡眠中使舌頭位置不後移，亦能達到減少張口呼吸的問題。

自療法二 止鼾王牌「側睡法」：瘦的人比較有效

仰睡時，呼吸道內的軟組織例如舌頭，容易塌陷往後滑，呼吸道會變得狹窄，氣流經過就會振動。但是側睡時，從解剖構造圖來看，呼吸道比較有空間，可以對抗重力，所以側睡時也就比較不會打鼾。曾有患者的太太說：「我是他暗夜裡的生命推手。」意思就是本來仰睡、打呼震天嘎響的人，稍微輕推一下讓他變成側睡，打鼾、呼吸中止與睡眠都會有所改善。

❻ 兩種例外，另有解決對策

其實，側睡的方法並不是每個人都有效，例如瘦的人呼吸道空間通常是扁的、狹長的，改變睡姿就有機會改變呼吸道的空間。可是以下兩種例外狀況需要特別注意，可能必須搭配減重或手術來改善：

●例外一：肥胖體脂高——什麼睡姿都會打鼾，需先減重

胖的人側咽脂肪細胞變大，往呼吸道中間擠，馬蹄形的氣道就變成圓形，而狹小圓形的氣道，無論是仰睡或是側睡，打鼾都同樣大聲。

●例外二：扁桃腺較大——請醫師評估是否需要手術

有些人側睡時打呼反而比較厲害，這是因為兩側扁桃腺比較大，側躺睡覺剛好擠在一塊兒，讓呼吸道變得更窄了。

從仰睡改成側睡的方法，對有些人來說有幫助，有些人沒有幫助，還有些人可能打鼾得更厲害呢，所以不同的人可採不同的睡姿來改善打鼾。

●止鼾小夥伴：側睡枕頭

有些新興研發的止鼾小工具可以善加利用，像是能讓睡姿比較穩定的「側睡枕頭」：它的形狀是中間比較突出、有隆起的地方，可以讓頭部不會一直懸著，能自然偏往一側、呼吸道便會

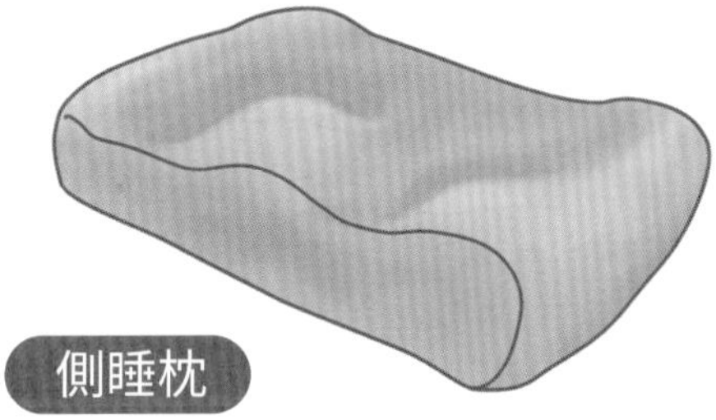

▲側睡枕中間有突起，使睡眠中的頭位偏到一側，有助於穩定側睡姿勢

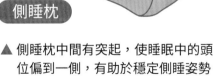

擴大，呼吸起來會比較順暢。採用側睡姿時，枕頭不能太軟，否則頭部直接壓到肩膀，讓手發麻，人體就會自然的變換姿勢改回仰睡。

若是睡眠檢查中發現：受測者採取仰睡時的呼吸中止次數，是側睡時的兩倍以上（例如仰睡時呼吸停止五〇次，側睡則是十八次），我們就稱其是睡姿相關的睡眠呼吸中止症。此時積極側睡（如用側睡枕），效果自然良好。不過，有些人因爲聽到側睡可以減緩打鼾情況，結果整個晚上太關心睡姿，反而睡不好。曾經聽聞前中華民國監察院院長于右任，本來睡眠品質一向不錯，唯一的一次失眠，竟是因爲有人問他：「你的鬍鬚保養得這麼好，睡覺的時候，你是把鬍鬚放在棉被裡面還是外面呢？」結果，那一晚，他一直注意鬍鬚位置反而就睡不好了。要養成自然而然的側睡姿勢習慣，除了借助枕頭、抱枕讓身體適應之外，也要給自己一點時間調整，萬萬不可心急，想一個晚上就立竿見影。

自療法三　減重甩油必殺技：不挨餓照樣好體態！

軟顎、咽喉側壁、舌頭都有脂肪組織，當脂肪堆積太多，呼吸道受擠壓就會變窄。再者，當體重增加時，若腹部脂肪變多，橫膈無法完全擴張，形成胸內負壓，就會導致呼吸道塌陷。

新冠肺炎疫情期間，最常見的問題就是防疫期間不出門、宅在家的時間很長，從前上健身房的規律運動習慣瞬間停擺，就容易脂肪堆積、變胖，成了變「腫」病毒的後遺症。所以，睡覺打鼾的問題就隨之增加。

減肥四大重點區：腹部、脖頸、舌頭、口腔底

肥胖造成打鼾，是因爲影響了呼吸道的空間和力量，而且一旦肥胖，各個健康層面都會受到波及：

全身性肥胖

如果胖到肚子變大、腹部脂肪厚厚一層，在吸氣時腹腔內的橫膈就無法降下，造成肺部不能完全膨脹，吸氣到一定程度就受限制，而愈是用力吸氣，反而愈容易變成胸內負壓，呼吸道就會被壓縮、塌陷，無法順利進氣與出氣。

區域性肥胖

胖到頸圍增加，特別是下巴附近脂肪堆積過多，睡覺時就容易壓迫到呼吸道。

局部性肥胖

側咽、軟顎、舌頭內的脂肪如果增加太多，尤其是舌根、口腔底部很容易有脂肪堆積，呼吸

肥胖部位與打鼾的關係

肥胖造成打鼾，是因爲影響了呼吸道的空間和力量

區域性肥胖

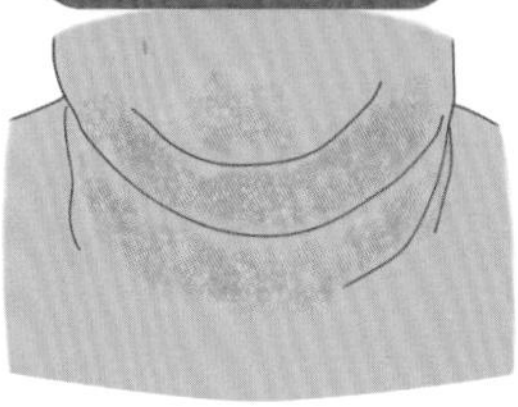

▲ 頸圍增加、雙下巴出現要注意，睡覺時就容易壓迫呼吸道

全身性肥胖

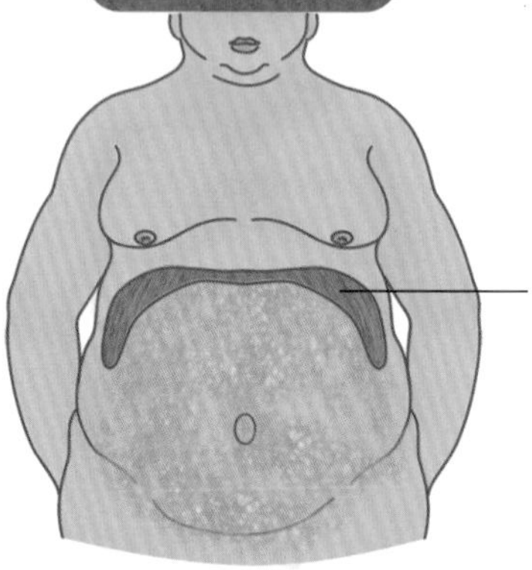

▲ 過胖使腹部脂肪增加，吸氣時腹腔內的橫膈就無法降下，會頂住上邊的肺部不能完全膨脹，造成胸內負壓和呼吸道被壓縮、塌陷問題

局部性肥胖

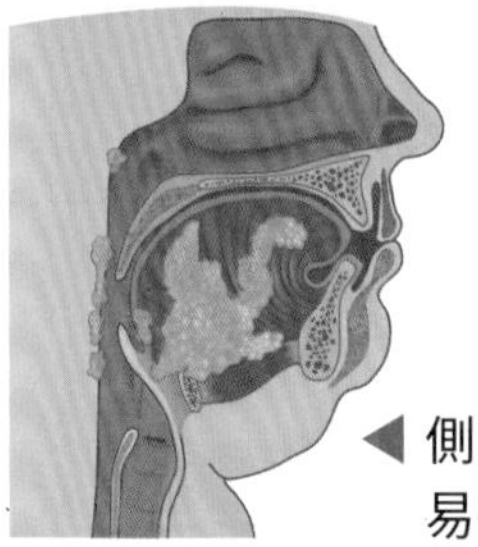

◀ 側咽與軟顎、舌頭（尤其是舌根）、口腔底部，很容易有脂肪堆積，壓迫呼吸道造成吸氣困難

道空間就會變小。

研究指出：睡眠呼吸中止指數（Apnea Hypopnea Index，AHI）與體重呈現穩定正相關，體重每增加一〇%，AHI指數就會增加三十二%，而且有六倍的機率會造成中、重程度的睡眠呼吸中止症。相對來說，若體重減輕一〇%，那麼AHI則可減輕二十六%；若

體重減輕二〇％，ＡＨＩ可減少五十二％，超過一半，達到顯著的治療效果。

另一個好消息是：減肥對打鼾症狀來說也同樣有效，體重只要減輕五％，打鼾就會改善；若體重減輕一〇％，打鼾就會明顯改善甚至消失。所以，減重可謂一舉多得，可以減鼾，還可以降低睡眠呼吸中止的次數，更會帶來全身性的健康益處。

三比七長效代謝減肥法

減輕體重最有效的秘訣就是「七分飲食、三分運動」，一點也不複雜。飲食方面減少精緻澱粉的攝取，盡量不要挨餓，蔬菜可以多吃，較有飽足感；而運動方面，適度即可，不要過於勞累，在家也可以做有氧運動或是肌力訓練，因爲鍛鍊肌肉會消耗許多熱量。

新陳代謝專家蔡明劼醫師，針對肥胖同時又有睡眠呼吸中止症的患者，提出了清楚的病理說明：睡眠呼吸中止症病患因睡眠品質不佳，內分泌失調（例如瘦體素分泌不足），經常會讓食慾變得更好；加上白天精神不佳，降低了運動動機與耐力，長年「攝取熱量」大於「消耗熱量」，累積下來就會導致體重增加。在此情況之下，要請病患少吃東西、餓肚子，或是增加運動量都很困難，因此，特別需要務實且具體可行的減重方法。

●成功減重三階段

減重第一階段在於「生活型態」的改變，飲食方面符合營養原則之外，主要取決於「總熱量」的減少，而非碳水化合物、蛋白質與脂肪的比例調整。目標為開始減重的最初六個月內，先減少五至一〇%的體重；第二階段是BMI大於三〇，或是BMI大於二十七且合併症出現的人，需以藥物介入的方式控制，例如食慾抑制劑或是胃腸道吸收阻滯劑；第三階段為BMI大於四〇，或是BMI大於三十五且合併症出現，就必須以手術方式解決。

所有體重過重的人，都應接受第一階段關於生活調整的方式，若未見成效，則建議考慮第二階段、第三階段的介入。

●攝取原型食物＋減少調味

不喝含糖飲料、少吃加工食品、減少精緻澱粉攝取，這三個原則很重要，若要吃澱粉類，務必選擇原型食物，例如地瓜、糙米飯。烹調方式，要盡量避免油炸和過多的調味。

●健康餐盤四宮格法

使用「健康餐盤」的概念來盛裝食物，原則很簡單：至少應有半個餐盤份量的大量蔬菜，也就是餐盤的四分之二都裝蔬菜，這些熱量幾乎爲零（烹調方式和用油需留意），又能提供飽足感，對降低熱量攝取很有幫助；四分之一餐盤爲肉類或蛋白質，要確保蛋白質攝取量足夠；四分之一爲原型全穀雜糧類食物，如米飯、地瓜、玉米、南瓜等。健康餐盤的使用可以在不計算熱量的情況下，輕鬆利用低熱量食物來增加飽足感，即使每天吃得飽飽的，一樣能減重瘦身。如果需要更進一步精算熱量，也可使用手機ａｐｐ做飲食記錄，並輔助計算吃進食物的總卡路里。

● 心肺耐力有氧訓練

可嘗試有氧訓練，鍛鍊心肺耐力，對呼吸系統和血液循環有幫助，同時能消耗熱量。此外，肌力訓練可以增加肌肉量，提高基礎代謝率，有助於減重消脂。

● 互動式的積極治療

相對來說，積極治療睡眠呼吸中止症，也能有助於體重控制。但如果自覺意識不夠，以及有些未接受正規治療的患者，想要成功做好飲食控制和規律運動的機率其實很低；若同時接受睡眠呼吸治療，例如戴上陽壓呼吸器，或是接受手術，都有助於打破睡眠呼吸中止的惡性循環。治療後，食慾會比較正常，飲食更容易控制，白天精神變好，也能提升運動的動機與耐力。

建議在睡眠呼吸中止症狀治療後，仍要繼續配合正確的飲食與運動，無論患者接受何種睡眠呼吸治療，養成正確的健康生活習慣才是治本之道，能使治療的效果更加長久。減重手術如縮胃或是胃繞道，並非一勞永逸，也有病患手術後再度復胖，因此，終究還是要回到健康飲食和運動這條路，讓體態和睡眠呼吸中止的問題，獲得健全兼顧的長期效果。

對於輕度、單純打鼾的患者來說，前述三項生理自療健康管理，都可以當作「主要或是唯一的治療」方法，有時這樣做就能有效改善打鼾的情況了。對於中、重度患者而言，則可當作「輔助治療」，例如手術前先自我增強體質，使主要治療更順利；同時也可當作「救援治療」，萬一復發了、又打鼾了，可用這些方法再繼續加強鍛鍊。曾有病患經過手術後維持兩、三年，狀況很好，不料某天睡覺時又開始鼾聲大作，兇手原來是過敏，導致鼻腔堵塞，於是再度施行生理自療健康管理，隨時做好預防和改善，就能維持最佳的睡眠品質。

自療法四 口咽肌肉訓練：每天練十分鐘就見效

人類的大腦就是生理時鐘的調控中心，如果工作型態不是輪班者，千萬不要熬夜。人到了晚上，經過一整天的活動耗能，全身肌肉都顯得疲累。可別小看口咽肌肉，鎮日裡需要飲食、說話、呼吸，運作頻繁就容易疲勞；到了晚上若是熬夜追劇或玩手機，睡眠不足、隔天又要早起，肌肉未得到充分休息，就會減弱張力，使睡眠時容易塌陷，無法維持正常的氣道空間，打鼾的情況因而會更明顯。

無論是否有打鼾問題，任何人都可以進行口咽肌肉訓練，如果已經是嚴重打鼾者，更要及早開始自我鍛鍊。

對呼吸道來說，醒著與睡著的差別，就在於肌肉張力，白天時肌肉張力較好，所以很少有白天打呼的情況，且身體姿勢多半以站或坐爲主，呼吸道內的氣流順暢；不過晚上睡覺時躺下，肌肉放鬆了，舌頭也是肌肉組織，與其他軟組織張力變弱後就易塌陷，也就容易阻塞呼吸道而鼾聲大作。平常若勤加鍛鍊口咽肌肉的力量，情況會改善許多。

口咽肌肉訓練主要分爲兩種肌肉部位的鍛鍊，想到就做一做，大人小孩都適用：

招式一　舌頭肌群鍛鍊

動作一　向前伸：將舌頭往前伸出嘴唇外，停留十五秒後，回到口內。

動作二　上下伸：先將舌頭伸出嘴唇外向上伸，停留十五秒後，回到口內，接著伸出嘴唇外向下伸。

動作三　左右擺：舌頭往左以及往右，反覆以相同的方式運動十五秒。

這三組動作做一輪下來，你會發現舌頭的肌肉也會覺得痠。接下來還有加碼練習：

招式二　舌口輪匝肌群鍛鍊

動作一　**定位**：嘴巴用力閉住後，將舌頭伸到嘴唇和牙齦中間。

動作二　**轉動**：舌頭作順時鐘方向慢慢轉動。

舌頭肌群的口咽肌肉訓練

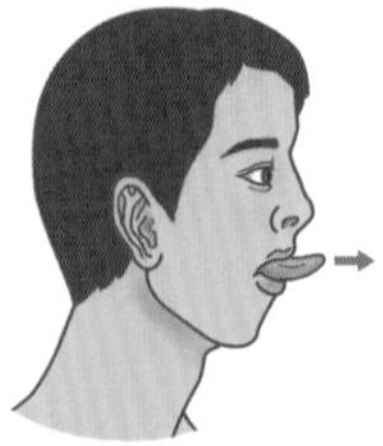

▲ 動作一、舌頭前伸

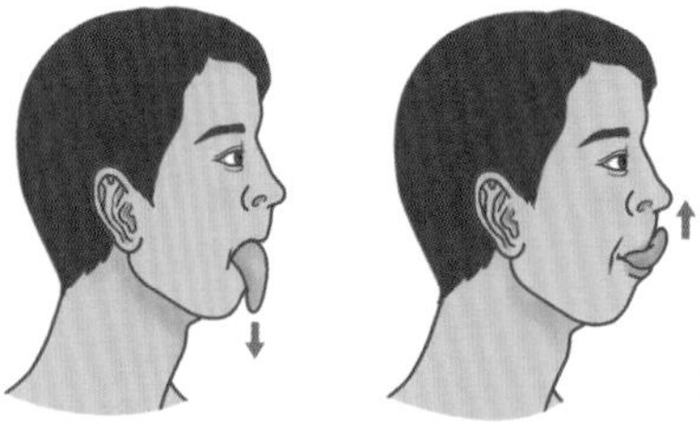

▲ 動作二、舌頭上下伸

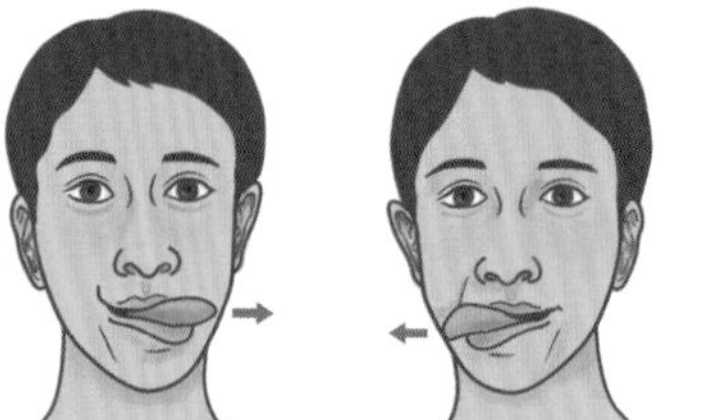

▲ 動作三、舌頭左右擺

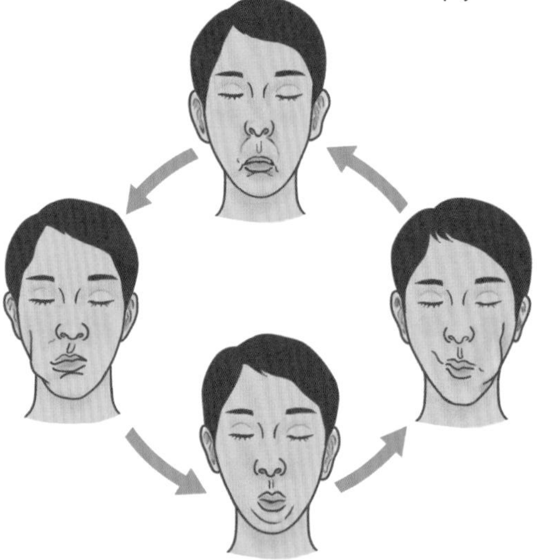

▲ 舌頭在唇齒之間慢慢轉動

舌口輪匝肌群的口咽肌肉訓練

這一套是用來訓練口輪匝肌和舌頭的力量，平常可以自行練習，以主動方式增加口腔肌肉力量，晚上睡覺時也比較不會張嘴呼吸。

自療法五　中醫藥調體質：虛、熱、濕全都OUT

西方醫學對於打鼾、睡眠呼吸中止，已有完整的理論系統與治療方式。不過在傳統醫學領域中，也具有能夠與西醫相互印證、對照的漢方存在。而門診中透過諮詢，有些患者對於手術治療、戴呼吸器這類來自西方醫學的方法帶有恐懼、疑惑與排斥，這時，或許就可以評估其症狀，考慮先從調理體質的方式來著手。

通常我會以對待家人的方式及口吻，向病人提出建議：「如果你是我的家人，我的建議會是　」病人感受到眞誠的關心，往往也會回饋溫暖及正面的意見，說出心裡眞正害怕的原因。患者的生理結構與症狀所顯現的表現型，與最終他願意接受的治療方式，也許不盡相同，而醫師的責任便是從中討論，設身處地爲患者找尋合適的治療方法，順此邏輯，中醫也是納入考量的治療選項。

經常合作的長庚紀念醫院中醫內兒科主治醫師陳星諭，也接觸過許多睡眠呼吸中止症的患者，累積相當多的臨床經驗，總括而論，中醫將患者分爲虛症、熱症、濕症這三種表型，分別加以辨證治療：

虛症：容易發炎—過敏性鼻炎、經常性鼻塞

在重要醫書《傷寒論》曾經描述感冒的急性症狀，包括鼻塞與打呼：「風溫爲病，脈陰陽俱浮，自汗出，身重，多眠睡，鼻息必鼾，語言難出。」另一本典籍是隋代的《諸病源候論》中也提到：若受到外來寒氣，例如過低的溫度及飲食，也可能造成鼻塞。像過敏性鼻炎、容易鼻塞的人，多是虛寒體質，以氣虛表現。所以治療上會給予補氣、補陽等處方，進行免疫調節，減輕鼻子過敏、鼻塞的症狀，藥方如小青龍湯、白芷、辛夷等。

熱症：容易感染——鼻竇炎、扁桃腺炎、咽喉炎、舌下腫大

熱症大多是指感染的情況，例如急性鼻竇炎、急性扁桃腺炎或是咽喉炎等，與西醫診斷可互相呼應。在金代醫師張從正所著典籍《儒門事親》中，描述了咽喉內單、雙側（單乳

中醫虛症 — 易發炎

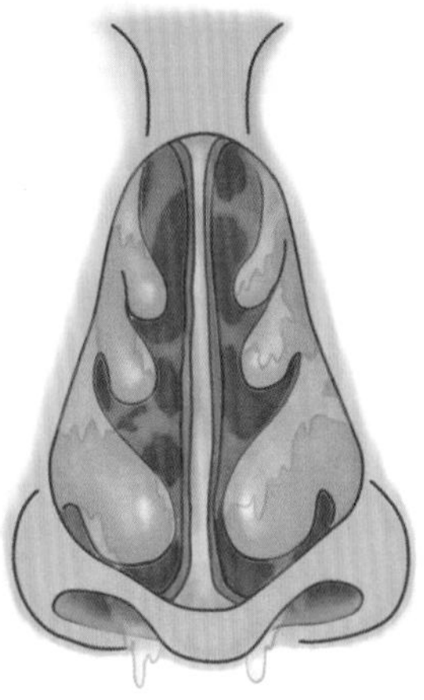

▲過敏性鼻炎、鼻塞

娥、雙乳娥）腫大，以及舌下腫大（子舌脹）的呼吸道阻塞症狀，其中乳娥的位置便是指扁桃腺。在治療方法上，熱症明顯會選擇退火的藥方爲主，減少扁桃腺發炎腫大，有助於減輕對呼吸道阻塞的影響，例如散腫潰堅湯、黃連等中藥方。

● 濕症：容易肥胖——多痰、軟組織肥厚

肥胖與打呼的關聯性，在早期典籍中已有記載：《諸病源候論》認爲肥胖的人軟組織較爲肥厚，基礎代謝不佳，體質多痰濕，進而造成呼吸道阻塞：「其有肥人眠作聲者，但肥人氣血沉厚，迫隘喉間，澀而不利，亦作聲。」治療上除了減重之外，會搭配去痰濕的藥材，減少軟組織肥厚情況，例如苓桂朮甘湯。

中醫熱症 — 易感染

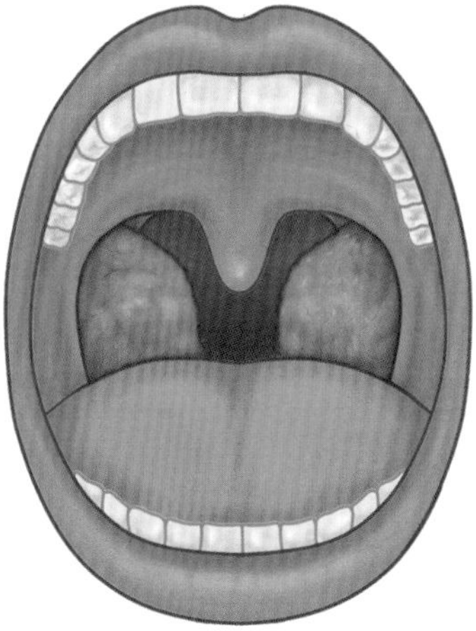

▲ 扁桃腺腫大、咽喉發炎

中醫濕症 — 多痰濕

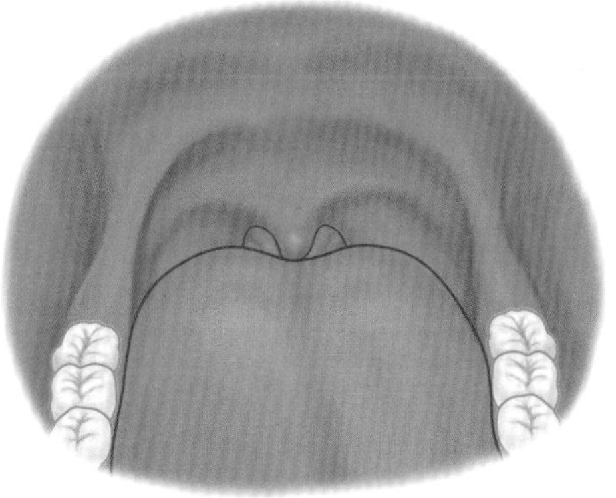

▲ 軟組織肥厚、肥胖浮腫

中醫與西醫雙法合璧共治的情況下，能提供患者另一種選擇。不過無論進行何種治療法，都應按照醫囑、確實用藥，才有機會解決擾人的打鼾問題。

自療法六 氣功呼吸運動：簡易四招深入微血管，強化細胞戰鬥力

氣功主要是透過「氣」與「功」的運行技巧，強調以柔和的力道來活絡人體的氣血循環，使氧氣與營養精華能充分深達微血管末梢，達到最深層的健康效益。睡眠呼吸中止症的患者，因爲在呼吸道有阻塞現象，呼吸不順暢、氧氣交換不足，勢必會導致器官組織缺氧，接著就容易出現各種疾病症狀。

全身血管動脈與靜脈之間的連結，有許多微血管的存在，氣的阻塞位置多半於此。透過訓練呼吸的技巧，

中醫辨證與藥方參考

體質特性	虛症	熱症	濕症
反應部位	鼻部	咽喉	全身
主要症況	過敏性鼻炎、經常性鼻塞	急性扁桃腺炎或咽喉炎	肥胖、浮腫、體脂高
治療對策	補氣、補陽、調節免疫力	退火、抗發炎	減肥、去痰濕、提升代謝力
藥方參考	小青龍湯、白芷、辛夷	散腫潰堅湯、黃連	苓桂朮甘湯

配合肌肉動作的鍛鍊，就是東方氣功派得上用場之處，其概念好似擰毛巾，先擠壓、再鬆開，反覆訓練，讓全身血行與運氣都能通暢，幫助細胞自我修復。

我曾經請教過研發「內省氣功」的黃炳中醫師，他特別爲有打鼾問題及睡眠呼吸中止症的患者，設計了一套訓練的動作，練習時要掌握的訣竅主要是：

- **當肌肉緊張、旋轉時，用力吸氣**
- **當肌肉放鬆、回正時，平緩吐氣**

在呼吸吐納以及肌肉訓練下，能讓頸動脈、頭部微血管功能運行順暢，無論有無打鼾或呼吸障礙的明顯症狀，一般人都可以在家多做練習。

招式一　三方續氣

【準備動作】將雙腿張開與肩同寬，雙手垂放在大腿兩側，若要採用坐姿也可以

- **頸部後仰：**頸部後仰、雙手打開、擴胸時吸氣；頸部復位、雙手回到身體兩側自然垂放，回正時吐氣。動作緩慢、放鬆進行即可。
- **頸部左右轉：**頸部向左轉時吸氣、回到正前方時吐氣。頸部向右轉時吸氣、回到正前方時吐氣。
- **頭部旋轉：**慢慢旋轉頭部一圈，前四分之三圈時吸氣、後四分之一圈時吐氣、順時鐘、逆

時鐘各做一次。

招式二　左右迴旋

【準備動作】雙手在胸前彎曲，像是準備打拳擊的姿勢

- **左轉身吐納：**雙手緊握，頸部與上半身向左轉時吸氣，回正時吐氣、重複數次。
- **右轉身吐納：**雙手緊握，頸部與上半身向右轉時吸氣，回正時吐氣、重複數次。

招式三　嘴部運動

- **張吸鬆吐：**張嘴時配合吸氣，此時謹記嘴巴用力張開，用鼻子吸氣，並非用嘴巴吸氣；再放鬆嘴巴，鼻子緩緩吐氣。
- **閉吸鬆吐：**用力閉緊雙唇，鼻子吸氣；放鬆嘴唇，鼻子慢慢地將氣息吐出。

招式四　舌頭運動

- **伸吸縮吐：**舌頭伸出並配合吸氣，此時雙唇應貼住舌頭；舌頭

氣功吐納與肌肉協同技巧

肌肉動作	呼吸進出氣
肌肉「收縮」動作時	配合「吸氣」 → 「拉長深吸」至「腹部鼓起」
肌肉「放鬆」動作時	配合「吐氣」 → 「徐徐緩吐」至「腹部縮扁」

縮回時配合吐氣。

●**轉動舌頭**：舌頭在口腔內隨意蠕動，過程中鼻息長吸慢吐，深長地吸氣、緩慢地吐氣。

前述四種動作都需要與呼吸配合，若吸氣時間點、呼氣時間點錯誤，就沒有效果。把握住以下幾個原則，氣功運動的效果會更好：

秘訣一　「呼氣速度」與「動作速度」大約一致。

秘訣二　開始動作就吸氣、開始回正就吐氣。回正的動作可以稍微緩慢、拉長一些，延長氧氣在體內停留的時間。

秘訣三　用力時吸氣、放鬆時吐氣。

秘訣四　呼吸比進行動作更重要，可以先練習將呼吸調整爲「長吸、慢吐」的模式。

秘訣五　進行手術治療的患者，應等待傷口癒合之後再進行此項訓練。

PART 3

共病症候群

一張表，把全身難治病看透透

一直甩不掉的疲憊感、慢性病、難治病……
高達九成以上竟然都和
「睡眠呼吸缺氧」導致身體發炎有關係

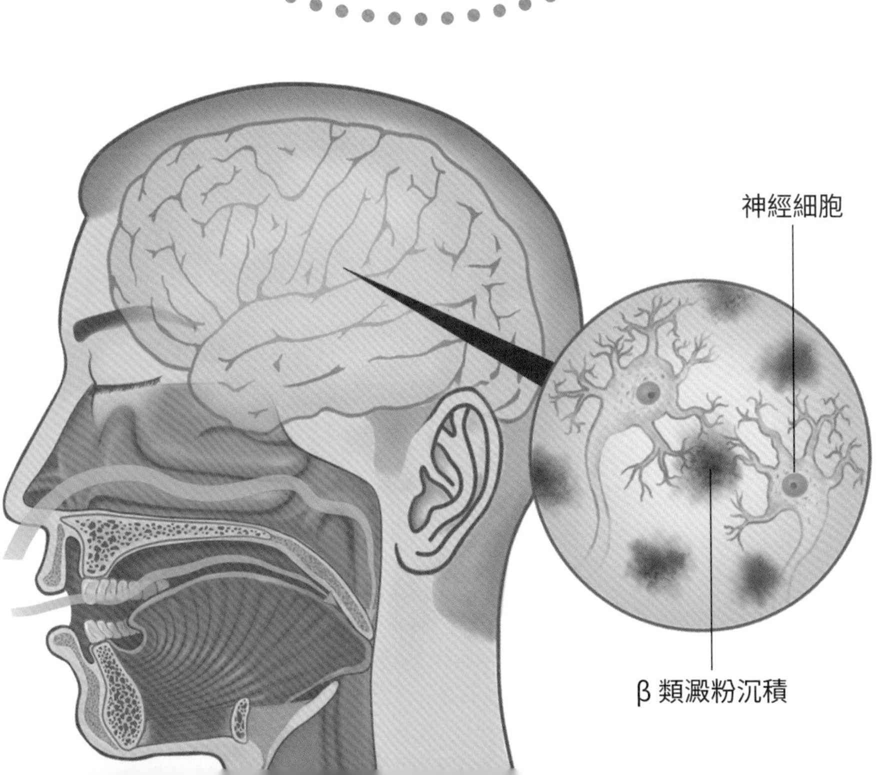

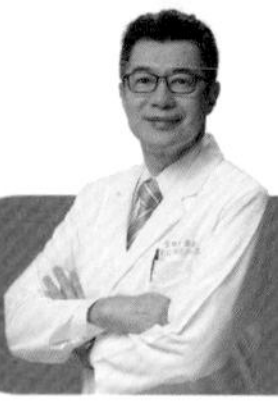

名醫診察室

破解共病連鎖

睡眠品質不良，人便會開始出現各種健康問題，小至記憶力減退，大至心血管疾病、失智、重度憂鬱……

早晨起床，有神清氣爽的感覺嗎？鏡子裡的自己是否容光煥發、感覺心情愉快？這是你昨夜有沒有睡好，最直接又簡單的一種回饋檢驗。其實，對自己睡眠品質滿意的人不多，反倒常聽大眾對健康的憂慮與不解：「早上都爬不起來，好想繼續睡喔」，「我睡起來臉都腫腫的、氣色也很差」，「我沒吃很多，可是身體還是發胖」，「假日補眠睡十幾個小時，還是覺得好累，是肝不好嗎？」「我都有在運動，高血壓和糖尿病為什麼還是控制不好？」身體出現各種不明所以的症狀時，先別慌，歸根究柢，問題其實很單純，絕大多數都是因為「你沒睡好」！

打鼾、呼吸中止的問題，造成睡眠過程呼吸經常中斷、身體間斷性的缺氧，會逐漸形成發炎體質，導致全身器官組織無法正常運作，進而百病叢生。台灣民眾因為空氣污染與肺癌患者增加，已會關心肺部健康；但對於上呼吸道與睡眠品質的關係，病識感仍然不足，檢查治療的人口比例也偏低。人體內部各個系統四通八達，從健康轉變成疾病經常是多元、連鎖與整體的發生，因而抓到「病根」是首要之務。睡眠呼吸中止造成身體缺氧，正是禍根之一；而暢通呼吸道、改善缺氧問題，就是明確的治療目標，全身整體的健康都有機會藉此一起翻新。

近兩年醫學研究發現：**睡眠呼吸中止症患者，感染新冠肺炎和重大傳染病的機率，比一般人高出三倍以上；癌症死亡案例中，約四成和血液缺氧、睡眠呼吸中止症有關；慢性病也有八成以上和睡眠、呼吸問題有因果關係**，甚至會互相加劇嚴重程度。越來越多科學實證利用大數據分析，找出多個疾病之間的相關性，實證醫學也帶來臨床上新的治療突破：像是發現青光眼、眩暈、耳鳴、突發性耳聾，原來和呼吸中止症有關；咽喉胃酸逆流、胃食道逆流、阿茲海默症也是令人意外的危險共病；原本就有糖尿病、高血壓、氣喘等慢性病患者，若再罹患睡眠呼吸中止症，病況可能變成頑抗型，會更難以控制，甚至有猝死的危險。

睡眠缺氧的共病症候群，帶來全身危機不容小覷。如果您發現自己有某個疾病長期治療未見起色，別灰心，也不要急著加藥、換藥，不妨轉個方向思考：我是否有打鼾與睡眠呼吸問題？做一次徹底的「睡眠檢查」，或許就能找到答案，很可能就是睡眠呼吸中止症在作怪。

打鼾和睡眠呼吸中止症，可說是一對傳令兵與大魔王的關係，人體全身上下，各個器官部位，甚至每一個細胞，都是「沉默缺氧」會攻陷的版圖。目前睡眠呼吸中止症的盛行率約在二至四%，其實一直以來都被嚴重忽略與低估，這是一種與年齡增長相關的慢性疾病，一般說來，患者通常不會在家人發現他有睡眠呼吸暫停現象後，就立刻積極就醫；往往是打鼾問題困擾許久，精神越來越不好、打呼聲音太大聲，經過幾個月或是幾年，突然症狀變嚴重，感覺不對勁，才會找醫師尋求診治，經常因此延誤治療。

胖累病醜、十大惡疾和睡眠呼吸中止症都有關

現在，先來自我檢視一下，看看您和家人是否也有以下這些症狀：

- 睡覺打鼾、半夜頻尿、睡夢中突然吸不到空氣而醒來、家人曾說你睡覺有時沒在呼吸……
- 晨起時會頭痛、口乾、口臭，白天感覺累、常打呵欠、打盹或嗜睡……
- 暈眩、耳鳴、胸悶、恍神分心、做事提不起勁、明明很熟悉卻記不起對方的名字、出門忘東忘西……
- 容易被口水嗆到、喉嚨緊緊的有異物感、常常咳嗽，或經常嗯嗯嗯發出清喉嚨的聲音……
- 發胖浮腫、面色憔悴，身體的小毛病、老症頭和三高慢性病時好時壞，一直控制不穩，容易情緒低落或焦躁……
- 明明同齡看起來卻比別人「操老」，年紀不大皺紋和白髮狂冒，身上還隱隱散發「疲勞臭」、「壓力臭」等不雅體味……
- 家中孩子有長不高、太瘦或過胖等發育困擾，或被老師提醒孩子有注意力不集中、過動、人際關係不良等問題……

以上都是睡眠呼吸缺氧問題的冰山一角，這些只是比較初級階段的症狀，相信您大致已經有了概念，了解到打鼾、睡眠呼吸中止的相關「共病症候群」是如何包山包海，且排山倒海而來。

慢性缺氧：有一種危險叫「溫水煮青蛙」

令人最感棘手的問題在於：睡眠呼吸中止症不僅本身就具有風險，又有許多牽連甚廣的共病，患者除了睡覺的時候會有呼吸停頓的缺氧問題，同時還會牽動其他複雜的疾病症狀。這些疾病一開始都是「慢慢來」，加上人體代償機制會暫時調兵遣將、一肩扛下，因此不容易自我覺察，多數人都疏於防範。無論是因爲睡眠呼吸中止造成許多病痛，或是身體肥胖與疾病造成睡不好、打鼾、睡眠呼吸中止，都會形成對健康極爲不利的惡性循環。

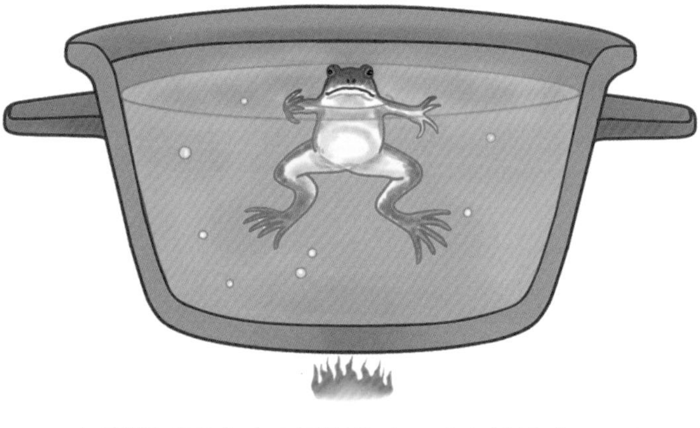

▲睡眠呼吸中止症是慢性病，病患就診時，通常症狀已經很嚴重或出現併發症

睡眠呼吸中止症臨床上會以打鼾爲主要表現，也就是說，**有睡眠呼吸中止症的患者，都有一**

定程度的打鼾；但是會打鼾的人，卻不一定患有睡眠呼吸中止症。雖然，睡眠呼吸中止症的危險性比較高，但是因爲打鼾的聲音會對家庭關係、婚姻關係、社交情況造成重大影響，當事人比較會在意，就醫檢查也才會連帶注意到其他的健康警訊，進而發現自己原來患有睡眠呼吸中止症。

通常我們以爲「發現問題」的時候，其實身體受到的損傷已經默默進行了好一段時間，對於這種超級「病根」等級、會東牽西扯的疾病，做進一步的詳細檢查非常重要。

「發炎體質」是疾病灶咖：從疲倦到猝死、頭皮到腳趾，全身都有事！

在每天每夜睡眠的過程中，呼吸中止造成間斷性缺氧的問題，會引起體內的發炎反應，許多毛病就會接踵而至，長期累積後，最先表現出來的就是精神極度疲乏，白天嗜睡愛睏。睡眠過程經常被呼吸中止打斷、無法連續一覺到天亮，會造成原本夜間身體的代謝、排毒與修復機能無法發揮正常作用，導致毒素堆積、器官衰敗、百病叢生。有些中、重度患者，一個晚上將自己叫醒上百次都有可能，毫無睡眠品質可言。

這種疾病容易被忽略的最大原因在於：患者本身並不會察覺到身體反覆「呼吸停止→自我喚醒→用力吸氣」這些讓睡眠破裂的過程，再加上深睡期變短或消失了，導致隔天精神不好，無法

睡眠呼吸中止症缺氧共病群

器官系統	各種可能表現症狀
心血管系統疾病	血管硬化、頸動脈狹窄、高血壓、心臟病、心律不整、心肌梗塞、夜間心絞痛
口咽及呼吸系統疾病	咽喉炎、肺動脈高壓、肺源性心臟病、呼吸衰竭、夜間哮喘、咽喉食道逆流、口臭、牙周病
神經系統疾病	腦中風、腦出血、嗜睡、失智、癡呆症、癲癇發作、耳鳴、暈眩、突發性耳聾、正常眼壓青光眼、神經失調
精神障礙	憂鬱、焦慮、抑鬱、暴躁、言語混亂、行為失調、性格變化、認知異常
內分泌疾病	肥胖、糖尿病、兒童和青春期生長發育遲緩、代謝症候群
性功能障礙	陽痿、性慾減退
腎臟損害	夜尿增多、蛋白尿
消化系統疾病	胃食道逆流
大腦功能退化	記憶力減退，生活、學習、工作能力下降
血液系統疾病	繼發性紅細胞增多、血液濃稠度增高
免疫低落	感冒、過敏、感染
癌症	肺癌、肺腺癌、各種癌症惡化
意外事件	駕駛因睏倦或嗜睡引發交通意外、注意力不集中造成機具操作意外
猝死	噎嗆阻塞窒息、心律不整、主動脈狹窄、心腦血管等重症惡化造成猝死

＊相關共病開枝散葉分布極廣，請諮詢專業醫師詳細檢查

精力充沛的正常活動與工作等「微病態」，也就漸漸被視為生活「常態」。久而久之，身體越來越容易感染和生病，情緒容易沮喪或焦躁，有些人還伴有其他睡眠障礙（如失眠、嗜睡、頻尿、夢遊等）、過敏症和三高疾病，症狀會變得愈發嚴重不易控制。這些都是睡眠休息時間碎裂化所導致的結果。

如果您有以上共病圖表中的相關疾病，一直都控制不好，且平常總是睡不飽、精神差，那很有可能是因為您也患有打鼾、睡眠呼吸中止症，請諮詢專業門診並做睡眠檢查，從慢性缺氧問題開始改善。如果您已確診患有睡眠呼吸中止症，更要特別注意：睡眠呼吸中止會加重其他疾病的嚴重程度，所以務必積極治療。

心血管疾病：心肌梗塞、心律不整

人類經過幾十萬年演化，科技的進步已超出想像，但是睡眠的需要性並沒有消失，這表示睡眠是人類生存所必須。良好的睡眠品質是健康的根本，尤其「不受干擾」的完整睡眠，才能讓身體器官得以休息與修復。

打鼾、睡眠呼吸中止干擾睡眠過程，「緊急呼吸」警報頻頻響起，大腦和神經系統首當其衝。交感神經如果沒有經過一個晚上的完整休息，那眞是很糟糕的一件事！將會大幅增加高血壓、腦中風、心臟病的機率。所以，打鼾、呼吸中止對睡眠的干擾，可說是全身健康的共同殺手。這些重大疾病絕非獨立存在，全身各個器官組織都受連帶影響，一旦身體某個機制失去平衡，就可能發生突然倒地、猝死的不幸事件。

打鼾不只噪音擾人，睡眠中七、八小時的持續振動力會不斷造成血管的傷害，膽固醇的自動修補機制，還會導致主動脈越來越狹窄，加上若有三高慢性病，更會構成極度危險的共病關係。近年來三高問題有年輕化趨勢，不再是老年人的專屬疾病，這個巨大的共病結構，各年齡層民眾都要愼重看待！

「連續呼吸」是關鍵：身體會一起崩壞，也能一起治好

人生有三分之的一時間必須用來睡覺，睡得好或不好，與免疫系統、自律神經休息、荷爾蒙分泌等調控機制都有關係。這就是爲什麼**人體需要在夜晚有充足的睡眠，而且必須深層、連續，**

不受干擾。

如果能夠良好的控制睡眠呼吸中止症，減少夜間缺氧狀態，就能降低全身慢性發炎和白天精神不好等問題，也就能大幅減少前述龐大的共病與意外發生。所以，我們可以說：睡眠呼吸中止症是百病之源，身體的保健與各種共病的治療都必須從它著手，並且同時進行，才能發揮最佳的整體治療效果。

防範低血氧：睡出飽滿精氣神

佛家說，生活的禪就是吃飯時吃飯，睡覺時睡覺。不僅要適時睡（不熬夜），更需要足夠的「好眠」。睡眠對人類具有相當大的意義，成人每天約需七小時的良好品質睡眠；學童所需要的時間更長，應睡足八至十小時，好好睡一覺絕對不是浪費時間的事。

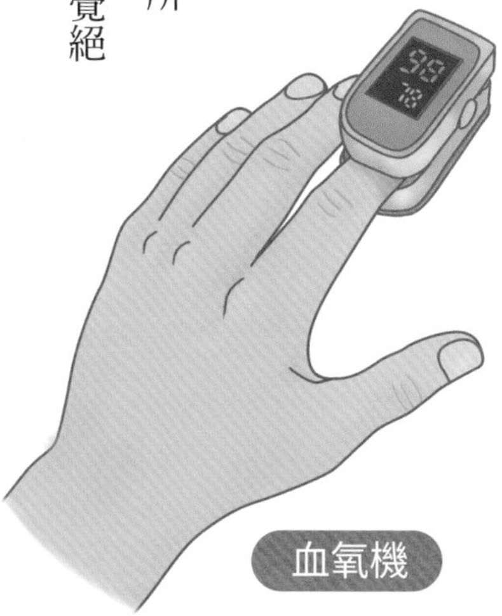

▲睡眠呼吸中止症病患在睡覺時，多會出現血氧下降的情況，作睡眠檢查時要戴血氧機觀測血氧變化

平常可以測量「血氧值」當作自我觀測的指標，只要能天天維

持在九〇%以上，表示身體的氧氣含量大概在安全範圍內。若是睡眠時出現偏低的現象（小於九〇%），就要有所警覺，可能是罹患睡眠呼吸中止症，應到醫院諮詢醫生，做詳細的睡眠檢查會比較安全。

新近的研究發現：睡眠呼吸中止症的病患，會增加內耳的疾病，包括眩暈、耳鳴、突發性耳聾。常常有些患者以爲自己罹患的是梅尼爾氏症，但建議進一步再確認，因爲睡眠呼吸中止症也經常是導致耳疾惡化的重要因素。

間斷呼吸不夠力：持續缺氧，當心細胞變性

睡眠呼吸中止症對各個器官都會造成影響，末梢組織更是最危險的部位，像是眼睛的構造，分布的視神經血管非常細，若發生呼吸中止的情況，氧氣無法進入，就可能形成正常眼壓青光眼。另外，抗利尿激素的分泌若被睡眠問題干擾，會造成晚上容易起來上廁所，讓人更無法安穩熟睡。

如果同時罹患下呼吸道疾病的人要特別小心，例如氣喘、慢性阻塞性肺病（Chronic Obstructive Pulmonary Disease，COPD），當上呼吸道發生睡眠呼吸中止問題而未妥善治療，下

呼吸道又有肺功能損傷的情況，那麼整個呼吸系統其實會互相影響，雙雙加重嚴重程度。（詳細介紹見146頁）

別急著換藥、加藥，該做的也許是「睡眠檢查」

原本就罹患慢性病如糖尿病、高血壓的人，若再發生睡眠呼吸中止，病況可能就會再加劇，變成「頑抗型」糖尿病及高血壓，無異是雪上加霜。所以，一旦發現自己的慢性病用藥物控制了一段時間卻未見起色，加上睡覺時有打鼾症狀，此時就應該考慮做睡眠檢查，如果確診，要同時治療睡眠呼吸中止症與慢性病，雙向治療才能見效。

最新醫療大數據：三大耳疾，都和耳蝸缺氧有關

眩暈、耳鳴、突發性耳聾是三大常見的耳部疾病，過去沒有太多研究可證實耳疾與睡眠呼吸

中止症有關，但近年來，有越來越多的科學實證利用大數據分析，找出其中的相關性，帶來臨床上新的治療觀念：

❶ 眩暈：天旋地轉，耳蝸及三半規管缺氧，猝倒風險高

耳蝸、三半規管是管理人體平衡的系統，其中的支配血管非常細小。若是從大血管連接到小血管，再到微細血管的這條通路上，源頭就已經缺氧，減少了血液運送的氧氣量，那麼末端微細血管所流經的組織，就更會因爲缺氧、缺乏代謝途徑而無法維持正常運作。這個情況發生在耳蝸、三半規管附近，就容易形成眩暈症狀；若表現在聽力系統的器官上，就會有突發性耳聾；若是聽覺系統缺氧，聽神經受損，就容易有耳鳴情形。

● 急性期以藥物控制，長期治療需配戴呼吸器

曾經有研究單位從臺灣健保資料庫裡，以眩暈看門診超過三次爲調查標準，比較這些患者有沒有睡眠呼吸中止症。結果發現：有睡眠呼吸中止症的人發生眩暈的機率，是沒有呼吸中止症者的一・七倍。探究其原因，關鍵正是因爲睡眠時的「間斷性缺氧」。

隨著睡眠呼吸中止的發生時間愈長，對人體平衡受器的影響就愈大、眩暈的機率愈高。此類

患者急性發作時，需要給予藥物先治療眩暈；但是急性期過後，建議審慎治療睡眠呼吸障礙的問題，同時配戴陽壓呼吸器，將來眩暈反覆發作的情況也能跟著減輕。

❷ 耳鳴：「打鼾＋缺氧」中年男性耳鳴加倍

過去醫學界對於耳鳴的治療相當有限，因為造成耳鳴的因素太多了，包括心理因素、聽力退化、聽覺受器受損、荷爾蒙分泌失調等，太複雜，所以也鮮少使用手術改善。患者長期困擾、苦不堪言，卻也不知如何是好。

直到睡眠呼吸中止的問題，在近幾十年逐漸受到重視，慢慢地有醫學研究證實：當血液循環不好、有長期缺氧的問題時，會加重耳鳴的情況。所以，若是中年男性有耳鳴同時又會打鼾，建議要做睡眠檢查；女性若過了更年期，突然經常發生耳鳴，除了進行女性荷爾蒙檢查之外，也可以注意自己是否合併有睡眠呼吸中止症。

● 「聽力正常」恭喜你，但「耳鳴慢性化」代誌更大條

如果是失眠、打鼾、耳鳴同時發生，一次有三種症狀時，可以說是中年男子的「睡眠問題文

藝復興期」。過了五十歲、鼻塞變得比較嚴重、打鼾越來越大聲，或是不規則頻率、慢性耳鳴超過三個月，其實安排做一次睡眠檢查，就會發現是睡眠呼吸中止症引起的問題，而且通常已經「慢性化」，程度也變得愈發厲害。但是多半做聽力檢查時，都沒有明顯的聽力損害問題。

治療方式可以先從睡覺時配戴陽壓呼吸器開始，不過，門診中有部分患者會戴不住，這些患者多半併有失眠問題，所以要同時處理的健康狀況比較複雜，復原需要花些時間，醫病雙方都得有耐心。通常我們會先安慰患者：「疾病無論是用打鼾的方式提醒你，或是耳鳴來表達，都是爲了讓你更注意自己的身體。」這樣的溝通方式，會幫助患者積極面對困擾的症狀，讓治療過程比較順利，病患的恢復狀況也會更良好。

❸ 突發性耳聾：我的聽力不見了!? 末梢微血管的「無聲」抗議

突發性耳聾與顏面神經麻痺發病狀況類似，有時是一覺醒來突然就聽不見了。過去許多假設認爲是因爲感冒、病毒感染而引起，但這只是原因之一，現在我們的研究分析發現：體內長期處於缺氧狀態時，發病機率就會比較高。曾經有醫學研究證實：罹患睡眠呼吸中止症的患者，發生突發性耳聾的機率，是沒有睡眠呼吸中止情況者的一．四八倍。

高頻音為什麼特別會消失

另一項研究有了更驚人的發現：突發性耳聾的患者，在常規治療中會接受類固醇抗發炎治療，可是本身若同時有睡眠呼吸中止症，會讓突發性耳聾的治療效果比較差，特別是高頻音的波段，聽力幾乎不會恢復。

原因在於高頻音的感受位置，位在耳朵構造中比較深處的底部，支配的血管很微細，加上夜晚的打鼾聲音不斷從耳咽管、耳膜進入內耳，整個晚上長期頻繁地振動，破壞聽神經，就像是連續幾個月，每晚都戴著耳機聽音樂聽到睡著，聽力就會受損，屬於「音響外傷」的一種。有聽力上的症狀和疑慮時應儘早做睡眠檢查，找出打鼾的原因，確認是否患有睡眠呼吸中止的問題，及早加以治療以防不可逆的損傷產生。

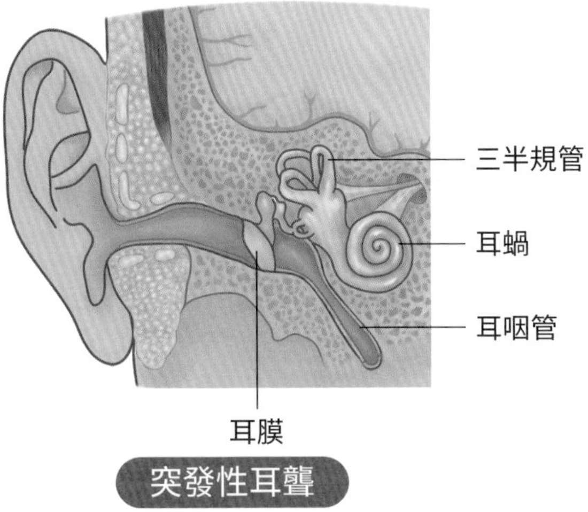

▲睡眠呼吸中止症病患因長期缺氧、慢性發炎和鼾聲傷害，會增加突發性耳聾的機會，以常規類固醇的治療效果不佳

正常眼壓青光眼：視神經缺損，惡視力難恢復

青光眼患者多半眼壓很高，但是有少部分人是屬於正常眼壓的患者群，這是一種慢性病，早期並沒有明顯症狀，由於病況容易混淆，已被列入睡眠教科書中，提醒大家應該要注意「正常眼壓青光眼」與「睡眠呼吸中止症」這兩種疾病之間的關聯性。

眼藥水效果差，手術延緩惡化

既然不是因爲眼壓太高造成的青光眼，那又爲什麼與青光眼有相同的病徵呢？正是因爲睡眠呼吸中止帶來缺氧的問題，眼內微細血管痙攣收縮，長期下來視神經會出現萎縮現象，與高眼壓擠壓形成的青光眼狀況相同。

眼科孫銘輝醫師表示：正常眼壓青光眼雖然仍以降眼壓藥水治療爲主，但對於青光眼病患若同時患有重度睡眠呼吸中止症，建議須同時治療睡眠呼吸中止症。因爲有研究顯示：這類病患的視神經惡化較快。而陽壓呼吸器與外科手術，雖能改善因呼吸中止造成的缺氧，但對青光眼的療

效，個別案例並不一致，目前尚未能作出定論。

視野與眼內壓調控，全靠微血管保「氧」

醫療團隊曾經有過這樣的治療經驗：發現病人在手術後，睡眠呼吸中止的問題改善了，但是青光眼徵狀卻沒有顯著變化。後來與眼科醫師討論，才瞭解此類患者的眼部情況僅能維持現況、不讓它持續惡化。所以，這時候治療打鼾及睡眠呼吸的問題，也就屬於維持性的治療功能。期望醫學界未來有更多研究，能幫助患者提升治療效果。

曾有研究指出：在五十一位青光眼患者中，就有三位屬於正常眼壓青光眼，而呼吸中止的嚴重度，與眼內壓力、視野、視神經厚度都有關係。當睡眠呼吸中止程度愈嚴重、缺氧愈厲害，視神經纖維就愈薄，同樣地，視野也會受損。

腎臟損害半夜頻尿：忍不住又醒了？別只怪罪攝護腺

中年男性晚上要跑廁所五、六次，總是會先聯想：是不是攝護腺肥大的問題，但是年紀還不到，到泌尿科做了檢查也沒有異狀，那麼究竟是怎麼了？這原因在於正常的睡眠中，人體會分泌抗利尿激素，使尿液濃縮、尿量變少，膀胱尿液存量不多，自然不會脹脹的一直起來上廁所。

相對的，睡眠呼吸中止症病患常喚醒自己，睡眠斷斷續續，抗利尿激素分泌降低，所以夜裡仍有大量尿液，膀胱壓力大，自然會頻尿。

打鼾、頻尿：抗利尿激素是關鍵角色

曾經有位患者抱怨已經連續一個月晚上都睡不好，原因是每天晚上要起床上廁所高達七次，導致睡眠品質很差，白天精神不好，脾氣也變得古怪莫名，心裡叨念著：「到這個年紀說自己是一夜七次郎，竟是起床上廁所七次，這誤會可大了，眞丟臉！」

其實，患者只要轉介到睡眠門診，進行睡眠檢查後，就能明確發現：這是睡眠呼吸中止症導致的半夜頻尿。治療上只要配戴陽壓呼吸器或手術，恢復一覺到天亮的機會很大。

攝護腺與睡眠呼吸，兩種檢查都該做

曾有綜合型研究指出：睡眠呼吸中止症患者半夜頻尿的狀況，是沒有呼吸中止症的人的一・四倍，而且呼吸中止問題愈嚴重的人，風險愈高。所以，若是在泌尿科檢查攝護腺結果是正常，但平常睡覺會打鼾，那也許就是睡眠呼吸中止的問題，兩種病共存的機率很高，應該要再去做睡眠檢查。

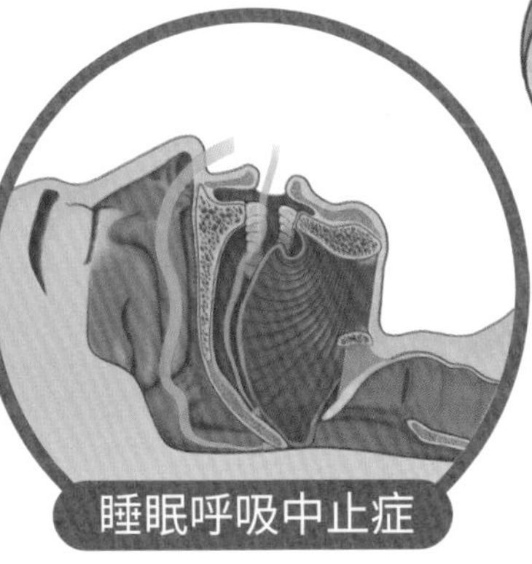

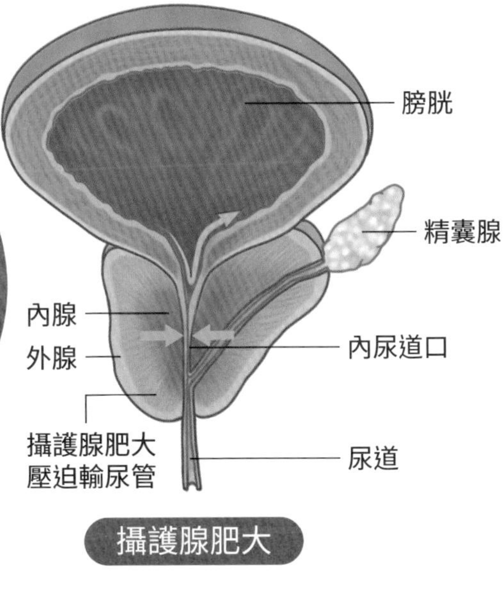

頑抗型糖尿病：呼吸不順暢，疾病就會變頑固

糖尿病已是現代人非常普遍的疾病，其中又以第二型糖尿病常見於成人，與睡眠呼吸中止症同樣屬於慢性病，所以都要好好控制。

注意共病機轉，避免多種疾病聯合搞破壞

對於糖尿病控制不好的病人，現在醫學界都會多詢問患者一個問題：「你有沒有失眠或是打鼾？」因爲研究發現：**睡眠問題會讓糖尿病控制不良，患者的胰島素耐受會比較差。**

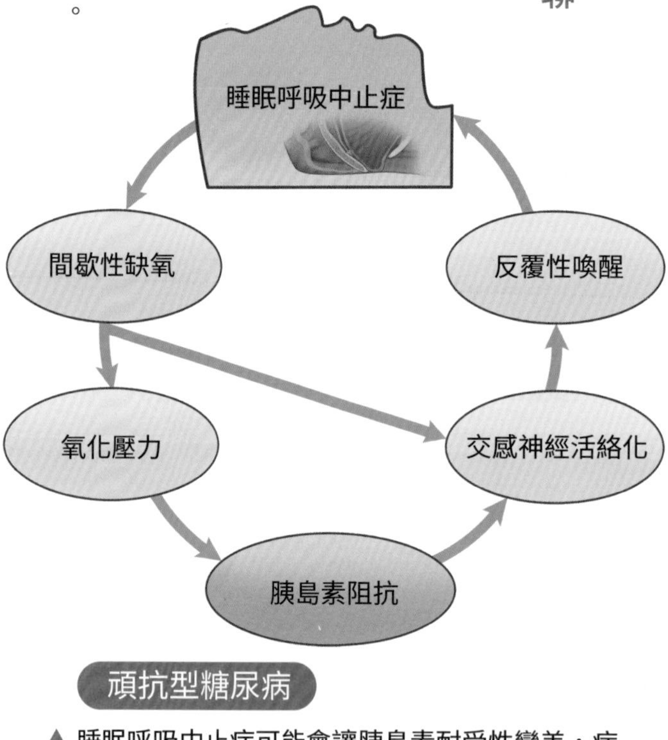

▲ 睡眠呼吸中止症可能會讓胰島素耐受性變差，病患血糖控制不好，就會形成頑抗型糖尿病

所以，這已經不單純是單一因素的調控，更需考慮共病機轉，若只注意到單一疾病，忽略的其他問題仍會持續刺激身體，變成更棘手的「頑抗型糖尿病」。

呼吸器＋血糖藥：兩大神隊友

根據不同程度的睡眠呼吸中止症患者，進行糖化血色素的比較研究發現：與沒有睡眠呼吸中止的人相比，輕度患者的糖化血色素高出一．四％；中度患者高出一．九％；重度患者竟然高出三．六九％，增加的比率越來越高，顯示睡眠呼吸中止的嚴重度與糖尿病嚴重度相關。

透過配戴陽壓呼吸器治療睡眠呼吸中止，因爲睡得比較好，不缺氧、全身不發炎，胰島素敏感度也就越來越好，加上糖尿病藥物的控制，雙管齊下，就可以扭轉頑固型糖尿病的糟糕局面。

難控制的高血壓：預防中風，別讓交感神經半夜還加班

睡眠品質不好時，交感神經徹夜處於興奮狀態，血壓就無法下降、無法維持平穩。若是因爲呼吸中斷的問題一直將自己喚醒、急速地將呼吸道氣閥打開，七、八小時睡眠過程反覆不斷，造成整夜無法好好休息，血壓就容易飆升。

血壓藥不能自己停，呼吸器每晚要戴好

研究證實：睡眠呼吸中止症的患者群，高達一半比例的人同時患有高血壓，而且呼吸中止嚴重程度愈高的人，罹患高血壓的機率也較高。治療上要注意：高血壓藥物需要長期使用，不能中斷，可搭配戴上陽壓呼吸器，積極的將血壓控制在較安全平穩的狀態。

頑抗型慢性病適合「共病治療」

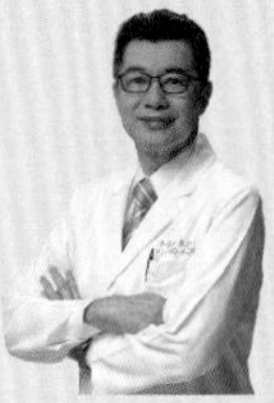

對於慢性病的控制，若使用傳統的藥物治療一直無法有效改善，那麼要考慮讓頑抗型的患者做睡眠檢查，因爲這個慢性病有很高的機率是睡眠呼吸中止症的共病，要積極同步來改善睡眠呼吸中止症，進行整體治療，才能有效改善病情。

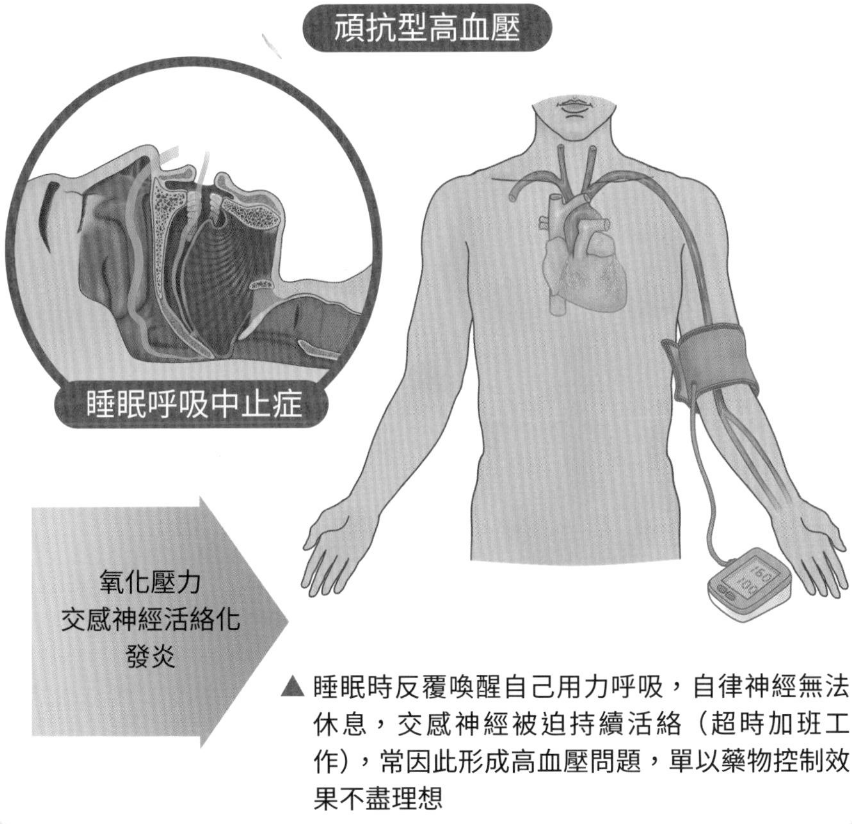

▲ 睡眠時反覆喚醒自己用力呼吸，自律神經無法休息，交感神經被迫持續活絡（超時加班工作），常因此形成高血壓問題，單以藥物控制效果不盡理想

睡眠呼吸中止症和高血壓，必須一起治癒

高血壓的成因中，有一大部分與睡眠呼吸中止症的加重因素相同，所以這兩個共病關係，就治療面來說是可以一起進行改善的。像是在高血壓的患者身上常見心血管疾病、糖尿病、肥胖、高血脂等危險因子，睡眠呼吸中止症會讓這些病症變得更嚴重化，甚至引發猝死危機。

在高血壓的病人當中，約有三分之一患有中、重度的阻塞型睡眠呼吸中止症，然而高血壓的藥物，無法消除睡眠呼吸中止症引起的缺氧、心臟壁張力增加、交感神經興奮等問題；因此，陽壓呼吸器就派上用場了，這是呼吸障礙治療的標準輔具，對於高血壓和睡眠呼吸中止症也是同步治療的利器。

呼吸系統疾病：慢性阻塞性肺病

慢性阻塞性肺病（Chronic Obstructive Pulmonary Disease，簡稱COPD）是一種呼吸系統疾病，過去主要是因爲抽菸因素，讓下呼吸道、肺部功能受損。

猛毒世紀病，多數都是被悶出來的：呼吸道阻塞＝全身大「封」殺

根據衛生福利部國民健康署對民眾提出的呼籲：全球每十秒鐘就有一人死於COPD，台灣一年更有超過五千人因COPD死亡，可說是呼吸道的大殺手。慢性阻塞性肺病，包括慢性支氣管炎和肺氣腫兩大類型，主要是因爲呼吸道長期發炎，導致無法改善阻塞情況，使得空氣無法順暢地進出人體。此點與打鼾、睡眠呼吸中止症頗爲類似。

COPD若與睡眠呼吸中止症同時發生，上、下呼吸道都不順暢，那麼危急情況會加重數倍。根據研究，若兩病同時存在，也被稱爲「重疊症候群（Overlap Syndrome）」，病患在夜間血氧含量會明顯下降，死亡率增加一．八倍。

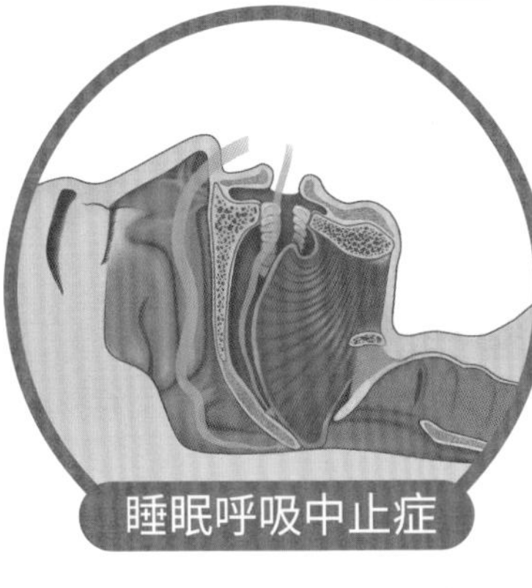

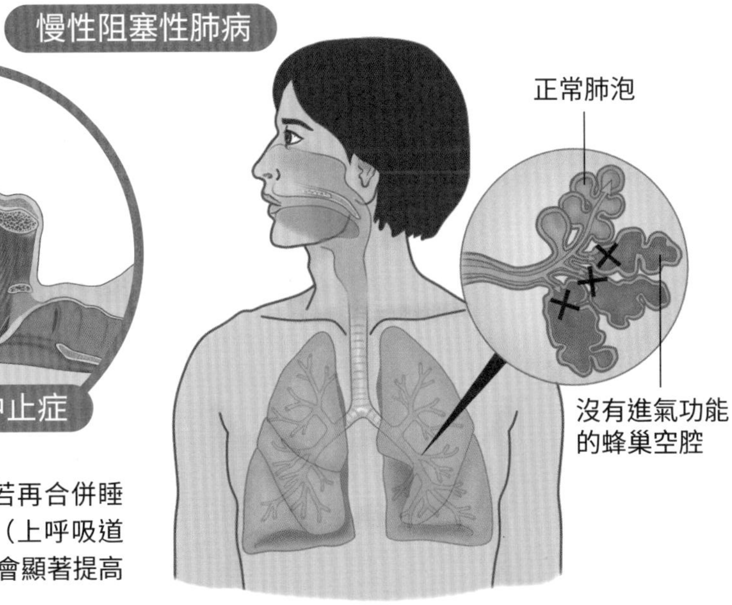

▲ 下呼吸道阻塞若再合併睡眠呼吸中止症（上呼吸道阻塞），死亡率會顯著提高

治療上同樣需要配戴陽壓呼吸器，才是最好的保命救方。

睡眠缺氧會增加肺腺癌？

絕大多數罹患COPD的患者，主要都是因爲吸菸所引起，生活環境中二手菸、三手菸也都要避免。此病症除了本身對肺部的殺傷力很大，和睡眠呼吸中止症一樣，會造成全身性的缺氧問題，而且兩者的典型共病也如出一轍，甚至有過之無不及，像是更容易罹患心血管疾病、糖尿病、骨質疏鬆、肺癌等等，不只健康危害大，壽命也會縮短。

肥胖會加重呼吸道病情

慢性阻塞性肺病患者尤其要注意控制體重，萬一變胖，就容易增加罹患睡眠呼吸中止症的機率，等於又加重呼吸道的負擔。過胖還有許多對全身健康的不良影響，所以每個人都應該要積極地進行體重控制。

氣喘半夜發作，睡眠呼吸中止症要先治好

氣喘、過敏性鼻炎、異位性皮膚炎，都是台灣常見的過敏性疾病，其中氣喘患者尤其棘手：治療上存在著麻醉風險，萬一氣喘與睡眠呼吸中止症共病，手術治療的風險較高，建議患者在睡眠時要配戴陽壓呼吸器。

兩種疾病都有的患者，白天氣喘發作的機率，會比沒有呼吸中止症的患者高出將近一倍；夜間發作機率更高達一．五倍，非常危險，應積極治療。

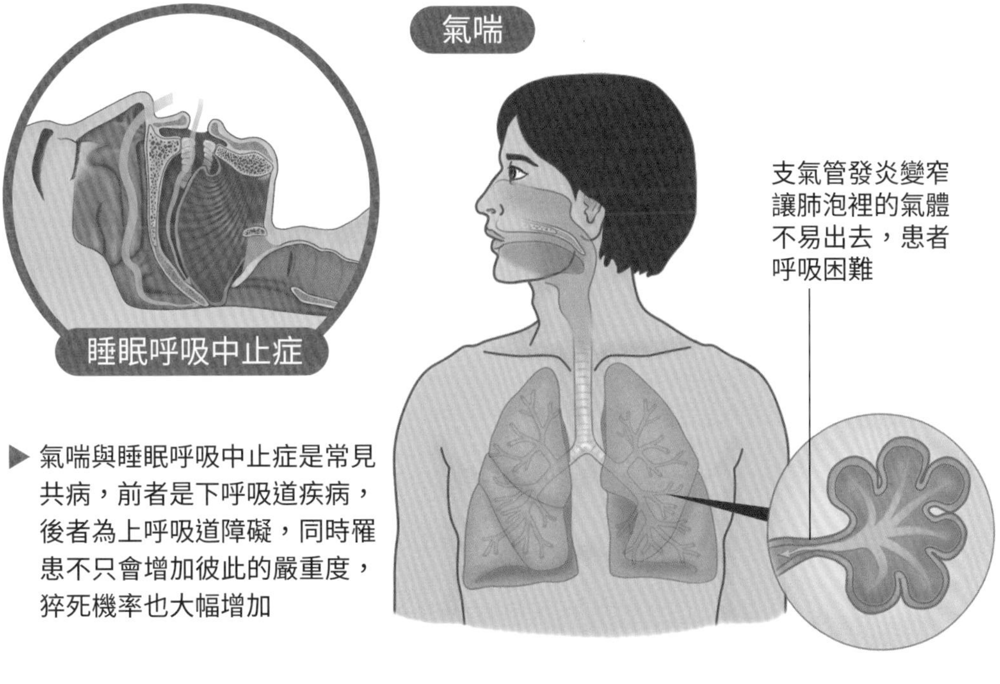

氣喘
睡眠呼吸中止症
支氣管發炎變窄
讓肺泡裡的氣體
不易出去，患者
呼吸困難

▶ 氣喘與睡眠呼吸中止症是常見共病，前者是下呼吸道疾病，後者為上呼吸道障礙，同時罹患不只會增加彼此的嚴重度，猝死機率也大幅增加

氣喘會引起呼吸道阻塞，睡眠中止會加劇氣喘

根據臨床研究統計：呼吸道疾病的患者中，約有一成五以上是氣喘患者；過敏鼻炎患者中，有四成也同時患有氣喘。可以見得呼吸道的症狀環環相扣，彼此會互相影響，也互爲因果。如果呼吸能力已經不穩定，又再加上患有睡眠呼吸中止症，睡覺時因缺氧而反覆中斷睡眠、氣噎或胸悶等情況會相當多。

相對來看，患有睡眠呼吸中止症的患者，氣喘發作的頻率約增高四倍。如果是因爲氣喘合併睡眠呼吸中止，那麼配戴陽壓呼吸器可以減少支氣管的收縮，緩解睡眠呼吸道塌陷與呼吸中止的問題。

不是所有的「喘」都是氣喘：鼻過敏與睡眠呼吸中止要同時治療

氣喘是受到過敏原刺激、溫度變化劇烈、空氣污染、情緒起伏等誘發因子所造成的疾病，發作時依嚴重程度，可能出現呼吸困難、喘鳴音、咳嗽、呼吸窘迫等症狀。

許多人因爲上呼吸道阻塞，患有打鼾、睡眠呼吸中止，導致下呼吸道肺功能也不彰，習慣短

淺的呼吸，血中含氧量不足，所以常會有胸悶、吸不到空氣、無意識閉氣又急吸氣等混亂的呼吸狀態，這不是氣喘病，只要改善睡眠呼吸中止的問題，多加鍛鍊腹式呼吸、口咽肌肉訓練和肺活量，就可以有效改善。

阿茲海默症：對抗失智，「大腦毒素」睡得好才排得掉

睡眠不好、身體缺氧的人，大腦經常處於混沌不清的狀態，專注力、思考力、記憶力都會受影響，經常忘東忘西是多數人最常見的問題。除了自然的老化，另外像是大腦外傷、腦中風或是患有阿茲海默症、帕金森氏症等退化性疾病，也都有可

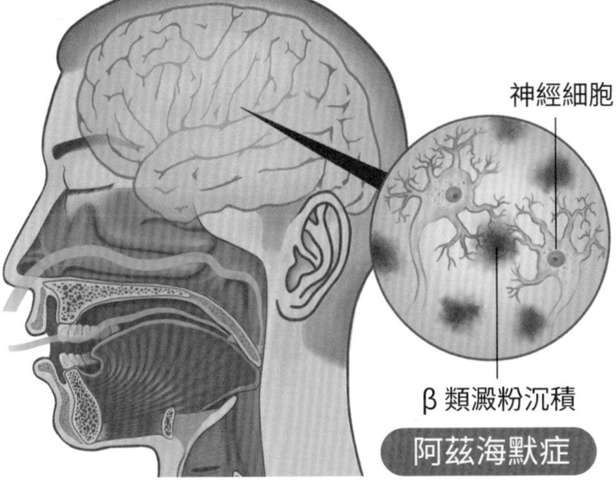

▲ 睡眠呼吸中止症病患因深睡眠減少，腦血管障壁通道無法充分打開，因而腦脊髓液無法有效沖洗出大腦運轉的廢物（β 類澱粉），隨著 β 類澱粉在腦部堆積，也增加罹患阿茲海默症的機率

能造成腦葉損傷，記憶、認知形成困難。

活化大腦代謝：熟睡才能啟動的奇妙「膠淋巴」系統

人類的大腦在晚上睡眠時會將腦血管障壁的通道打開，讓腦脊髓液通過，沖洗出大腦運轉產生的廢物，若此機制無法有效運作，那麼就可能會提高罹患阿茲海默症的機率。而睡眠呼吸中止症的負面影響性就在於此：**當深睡期被頻頻中斷，無法將老廢無用之物自腦中帶走，就會沉積在大腦中，久而久之大腦也就失去正常功能**，例如老廢物質沉積在嗅覺區，可能發生嗅覺異常；在各個區域累積過多類澱粉蛋白時，就會嚴重損害腦細胞，造成阿茲海默症。

有效治療，降低四分之三罹患率

有睡眠呼吸中止問題的患者，發生阿茲海默症的機率是沒有呼吸問題的人的兩倍！所幸臨床經驗顯示：若是接受手術或配戴陽壓呼吸器治療，可降低四分之三以上的機率。所以，除了年齡因素對於失智症的影響，若是超過六〇歲同時合併有嚴重的打鼾情況，請儘早做睡眠檢查並及早治療，以降低失智風險。

消化系統疾病：咽喉胃酸逆流

一般人比較常聽到的是胃食道逆流，因爲它的症狀刺激性和不舒服感比較強烈；但這裡提出大眾比較少聽說的咽喉胃酸逆流，若在夜間睡眠時反覆發生胃酸逆流至咽喉部位，也具有一定的慢性傷害與噎嗆危險。

咽喉胃酸逆流

▶ 睡眠呼吸中止症病患在呼吸道阻塞時，胸腔內呈負壓狀態，常誘發胃酸逆流到咽喉，讓病患經常喉嚨不適

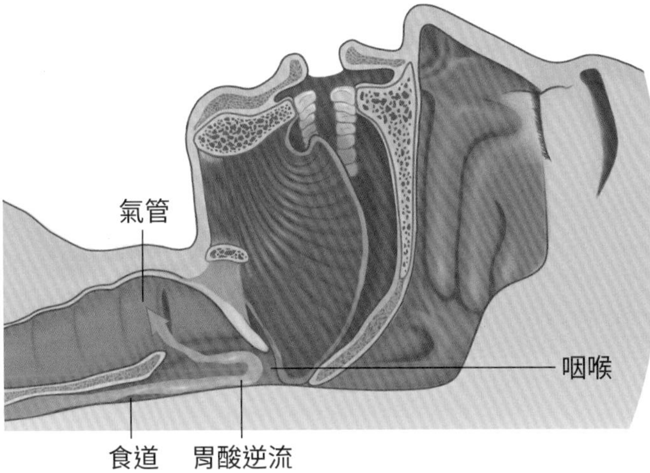

緩解胃食道逆流保護口咽腔

除了我們指出咽喉胃酸逆流的問題，胃食道逆流與阻塞型睡眠呼吸中止症的關係，也要特別小心。臨床上的經驗為：兩種疾病會互相加乘，增加嚴重度。因此建議積極使用抗胃酸的藥物治療，加上陽壓呼吸器或手術，治療共病的睡眠呼吸中止症

咽喉逆流與胃食道逆流的不同

	咽喉逆流	胃食道逆流
影響範圍	上食道括約肌	下食道括約肌
明顯差異	站著的姿勢症狀較明顯	躺著時症狀較明顯
症狀	不一定有胸口灼熱感	多數都有胸口灼熱

不都是胃酸嗎？咽喉逆流、胃食道逆流大不同

咽喉胃酸逆流與胃食道逆流不同：「胃食道逆流」指的是胃酸從胃部上行逆流到食道，會感到灼心難受；如果是「咽喉胃酸逆流」，則是胃酸逆流跑到咽喉，患者會容易咳嗽、喉嚨卡卡的不舒服、咽喉有異常感、想清喉嚨，或是聲帶腫腫的講話比較吃力，甚至突然講不出話、呼吸不順等「怪怪的」感覺。

胃酸為何會暴衝？肚子脂肪太厚啦！

咽喉胃酸逆流與肥胖也有關聯性，病人多半在睡夢中因呼吸道阻塞，胸腔內形成負壓而將自己喚醒，肚子一直用力想吸氣，胃酸就瞬間被擠壓上行，加上醒覺時猛然吸氣，咽喉擴張打開，酸液就湧至咽喉。病人經常被嗆到咳嗽就是這個原因。

所以，如果晚上睡到一半發覺自己呼吸不順，忽然之間用力吸

氣、聲門打開，有時會咳嗽、嗆到，就要特別小心了。

臨床上睡眠呼吸中止症的病人，約有四十五％併有咽喉胃酸逆流的情形。我們的呼吸道黏膜是單層柱狀上皮，很薄、有纖毛，跟消化道的複層鱗狀上皮構造不同，只要胃酸被吸拉至咽喉呼吸道，黏膜就會受損，造成一種長期、慢性的化學灼傷。若是做了幾次胃鏡，疑似胃食道逆流，吃藥後仍舊每晚咳醒，控制不佳，那就要另做他想：也許是咽喉胃酸逆流在搞怪。

低侵入感檢查新研發：口水胃蛋白酶、咽喉內視鏡

咽喉胃酸逆流的檢查方式，目前仍在開發改良中，過去需要放置細鼻胃管，附有二十四小時測量酸鹼值，讓病人接受度大打折扣；即使換個方式，測試食道入口的阻力，也同樣不舒服。我們正在尋求一種簡易的測量方法：每天早上醒來就先深吐一口口水，測測看當中是否有胃蛋白酶，如果有，就表示半夜時咽喉處有胃酸上湧。初步問卷篩檢後，再搭配門診中以咽喉鏡檢查喉嚨是否有紅腫，主觀目視加上客觀檢測，可大幅減少患者接受檢查時的不舒適感。

另外，也有簡易方便的逆流症狀評量表，很適合忙碌的現代大眾快速了解自己的狀況，就醫前能先有基本的認知，與醫生溝通時，也比較能夠清楚表達自己的病況，有助診斷與治療的效

率。

這種評估計算方式是：評量總得分如果大於或等於十三分，便要懷疑有咽喉胃酸逆流的可能性。

胃酸逆流症狀分數評量（Reflux Symptom Index，RSI）

題號	逆流症狀	分數評量					
1	聲音沙啞或有嗓音問題	0	1	2	3	4	5
2	清喉嚨習慣	0	1	2	3	4	5
3	過多的喉嚨分泌物或鼻涕倒流	0	1	2	3	4	5
4	吞食物、液體、藥丸有困難	0	1	2	3	4	5
5	吃完飯或躺平時會咳嗽	0	1	2	3	4	5
6	呼吸困難或有窒息感	0	1	2	3	4	5
7	令人討厭或困擾的咳嗽	0	1	2	3	4	5
8	喉嚨有異物感	0	1	2	3	4	5
9	胸痛、心灼熱感、消化不良或胃酸上升	0	1	2	3	4	5
分數評估	個別逆流症狀分數評量： 0 分：無此症狀，5 分：症狀極為嚴重，所有症狀總分≧ 13 分：極可能患有咽喉胃酸逆流，請就醫諮詢檢查。						

資料來源：

PART 4

兒童睡眠

呼吸障礙治療
新趨勢

齁～齁～咻～～～你家也有「打呼小豬」嗎？
磨牙、尿床、夢遊、過敏鼻塞、睡覺嘴開開……
當心孩子睡眠缺氧：智力、體力、免疫力
全都輸在起跑線

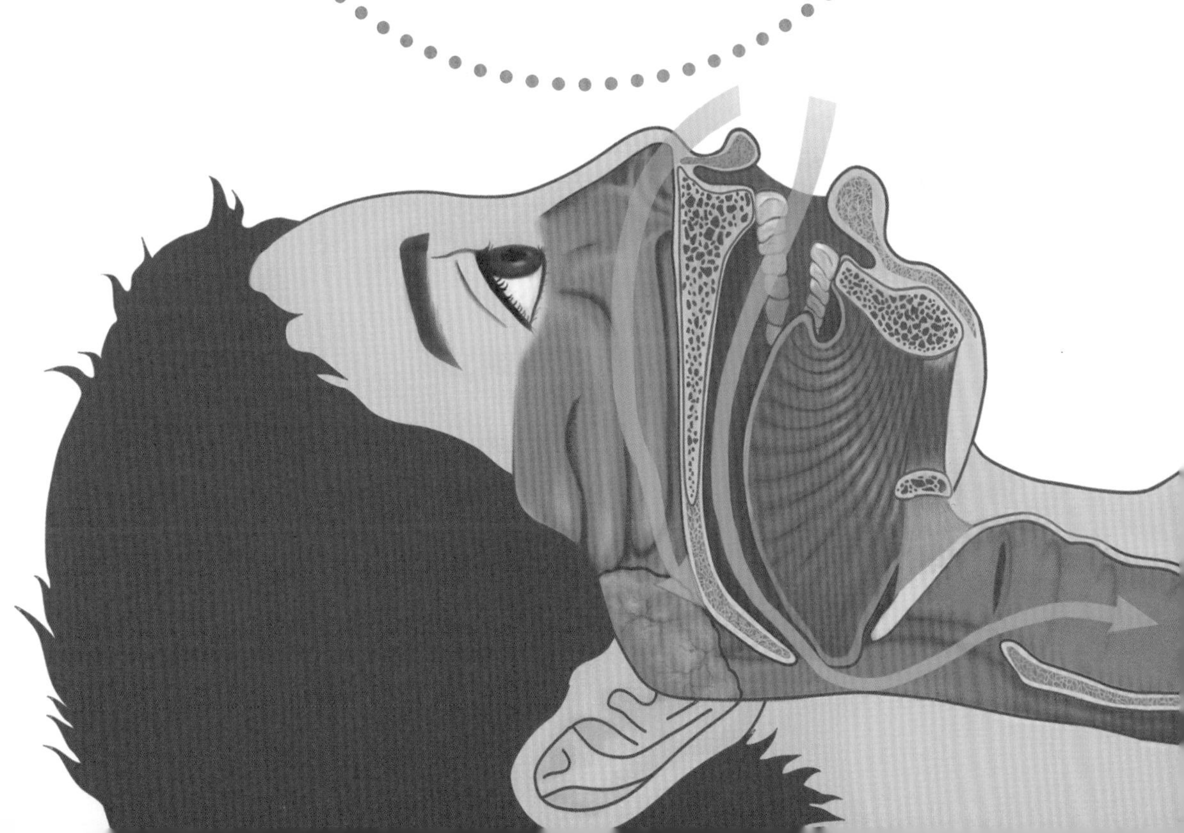

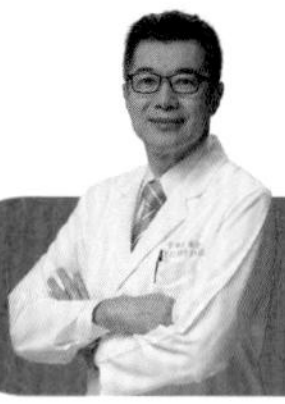

兒童睡眠大檢驗

小孩會打鼾，是遺傳嗎？怎麼長不高、過動、脾氣又差……別讓打鼾缺氧，貽誤孩子的健康大未來

「我家寶貝睡得呼嚕呼嚕，嘴開開還流口水，睡得好香，真可愛！」醫生眼中的警訊，往往是許多為人父母的迷思。「我的小孩注意力不集中，讀書很差，可是智力評估是正常的啊。」「我常幫孩子煮補品，他也吃蠻多的，可是怎麼都不長肉，也長不高？」「我家小孩半夜會夢遊，上小學了還經常尿床……」「我老公會打呼，小孩也會打呼，醫生，這是遺傳嗎？」源自孩子呼吸道阻塞、睡不好的衍生問題，讓許多父母滿頭問號、焦慮不安，孩子的自尊心與人際關係也受到影響。

以為孩子呱呱墜地、肺葉通氣後，就自動學會了好好呼吸？以為小孩的身體整組都是新的，呼吸道也一定很通暢？其實，在睡眠呼吸障礙的門診中，兒童並不是稀客，而是佔有一定比例的小病人族群。兒童群體裡大約有三至一〇％患有習慣性打鼾、上呼吸道阻力症候群，或是阻塞型睡眠呼吸中止症，問題通常出在扁桃腺與腺樣體過大，以微創手術切除效果良好，恢復也很快。

過敏性鼻炎、鼻塞，也會使得孩子的打呼、睡眠呼吸中止症問題加劇，甚至治好後還會復發。台灣大約每三至四個孩子，就有一個有過敏性鼻炎，分泌物當中充滿發炎因子，鼻涕倒流時會刺激腺樣體增生，使鼻咽空間塞住，進而張口呼吸，因而更容易打鼾、睡不好，連帶的不只影響成長發育，也影響學業和體能，甚至因為睡不飽脾氣不好，進而影響到小孩與同學的人際關係。

過度精緻與高糖飲食習慣下，肥胖成為現代兒童與青少年的另一個通病，這也是造成打鼾、睡眠呼吸中止症小病患增多的重要因素

。所以，在進行呼吸障礙主治療之前，醫生通常會要求病患同時改善「肥胖」與「鼻塞」兩大問題。

曾有孩子解釋自己上課為何打瞌睡、無精打采，竟獲得許多同學的共鳴：「我爸爸晚上睡覺一直打呼，好吵，我都睡不著。」「我媽媽也會打呼耶，而且很大聲！」甚至有孩子說：「我自己睡一間，可是還是聽得見隔壁我爸爸的打呼聲。」孩子的童言童語，指出了高達八成以上成人睡覺都會打鼾的家庭寫實場景，父母的鼾聲，也會直接影響孩子的睡眠，所以呼吸障礙問題，需要靠全家人一起「消音」治療。當打鼾問題解除，孩子的睡眠也會得到優化，連帶過敏、過動、長不高、不長肉、注意力不集中、愛亂發脾氣，甚至是低齡慢性病等健康問題，都將會一起獲得改善。

小朋友的睡眠呼吸問題，大部分都是等到症狀蠻明顯了，父母親覺得「很嚴重、很離譜」才會帶到門診來就醫；也有少部分是在檢查其他疾病時被偶然發現的，例如孩子的行爲、生長發育出現問題，會到兒童心智科、兒科看診，醫生檢查評估時，若發現孩子可能有睡眠或呼吸方面的問題，再轉介到相關的專科門診，才會進一步發現有些孩子除了打鼾問題，還患有危險性較高的睡眠呼吸中止症。這群小病人的統計數字，其實是被嚴重低估的。

注意力不集中、過動、長不高、臉型怪

門診中經常聽到家長的苦惱：「醫師，我兒子打鼾比他爸爸還大聲，這是怎麼回事呢？會不會是遺傳呀？還有，學校老師說他的學習情況很差，上課都在打瞌睡，經常被同學笑，也長不高，我很擔心他被欺負。」

聽到父母親的描述，通常初步我們會從四個層面來評估：

睡眠呼吸	孩子睡覺時會不會打鼾，或是睡不安穩
學習行為	孩子是否有注意力不集中，或者過動的狀況
生長發育	孩子是否長不高或很瘦弱（不長肉），過胖也是嚴重問題
臉型咬合	孩子是否有咬合不正與「浩呆臉型」的特徵

呼吸障礙，會演變成「學習障礙」和「成長障礙」

孩子的學習能力與睡眠品質有直接關係，無論是否有睡眠呼吸問題，在成長階段最重要的事情就是睡飽、睡好，否則白天精神不好，上課無法專心，注意力也無法集中，有些孩子會呈現過動表現，課堂學習成效當然不好，甚至連情緒表達及同儕相處，各方面都大受影響。

睡眠與生長發育有高度關聯性，**與孩童生長最有關係的生長激素，需在熟睡中才會完整分泌，若睡眠被打鼾或呼吸中止干擾，生長激素的分泌不完全，生長發育就會受到影響**。有些打鼾比較大聲的孩子，夜間會醒來很多次，還合併有夢遊、尿床等其他睡眠問題。體型無論瘦小或是小胖子，都有可能是睡不好、呼吸障礙的受害者，這些狀況都會導致夜間身體本該進行的修復、代謝、免疫與生長發育機制受影響，需要進一步作詳細的檢查和治療。

鼻塞所以嘴開開：「浩呆臉」不是基因問題，是呼吸問題

孩子在學校的表現、精神狀況如何，其實「看臉就知道」。鼻子有阻塞的孩子，自然會改用嘴巴來代償呼吸，外顯會表現在臉型變異（鼻子不挺、眉間變寬）、牙齒咬合不正等特徵上，眼神也會比較呆滯、反應比較慢，有點憨萌樣。所以，從這些小病號隨著父母親進入診間開始，我們就會觀察孩子的外觀表情以及行爲模式，以初步瞭解孩子的呼吸問題出在哪裡。

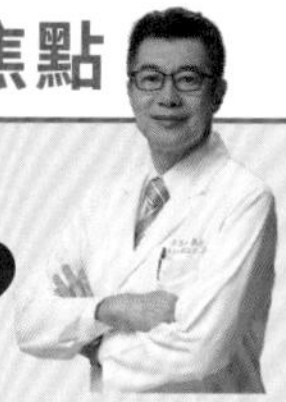

什麼是腺樣體增生？

腺樣體又名增殖體或咽扁桃體，是鼻腔頂後壁的淋巴組織，位在連接鼻腔（鼻咽）和喉嚨的通道中，六至七歲時腺樣體組織特別明顯，十歲後明顯萎縮。腺樣體在嬰幼兒時期具有免疫作用，阻止細菌和病毒從鼻腔侵入人體，頻繁的鼻腔、上呼吸道感染或者過敏，會讓多數小孩出現扁桃腺及腺樣體肥大，甚至有少數嚴重的病人，腺樣體到成年也還沒萎縮，患者只能張口呼吸。

腺樣體增生呼吸受阻

▼ 腺樣體增生會阻礙鼻咽腔呼吸管道，變成只能張口呼吸，造成孩童長相與健康上的各種危害

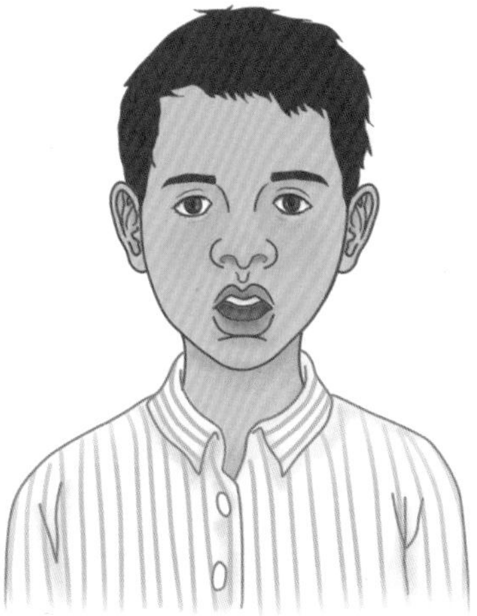

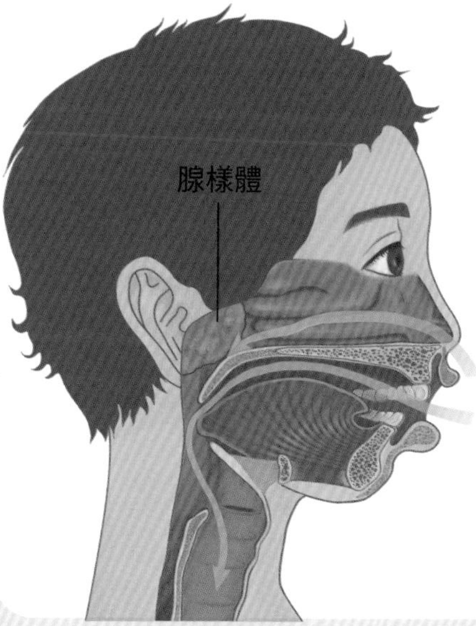

張口呼吸「浩呆臉」特徵

- ☑兩眼呆滯無神
- ☑臉型變長
- ☑顎骨突出
- ☑嘴唇上翹變厚
- ☑容易流口水
- ☑暴牙
- ☑戽斗
- ☑齒顎咬合不正

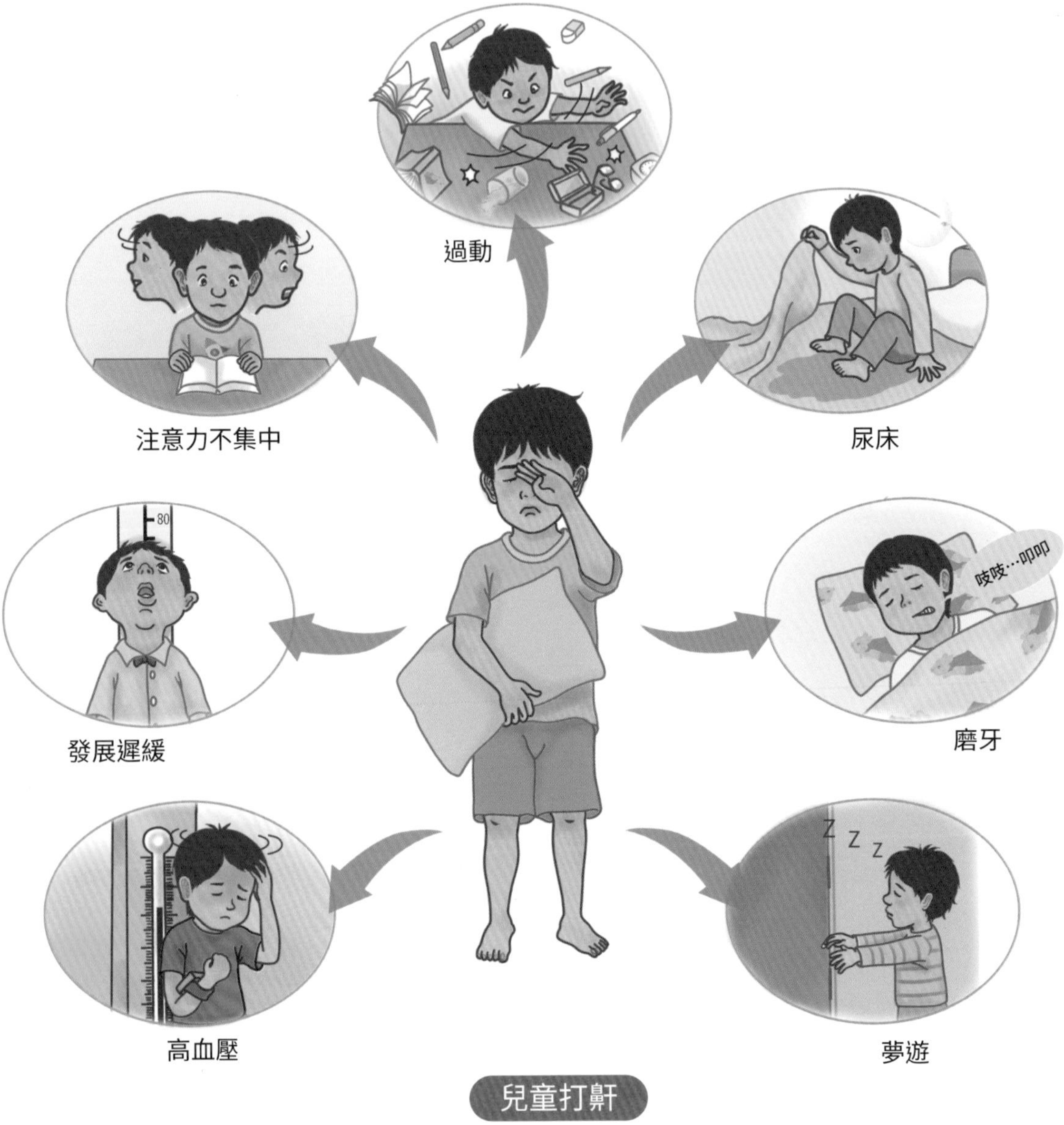

▲ 兒童睡覺會打呼，造成慢性缺氧問題，對成長發育影響層面相當廣泛

打鼾會遺傳嗎？「呼吸方式」是最大關鍵

孩子的體質來自父母，但是打鼾並不屬於醫學定義上的遺傳疾病，那又爲什麼會有爸爸打鼾，兒子也打鼾的情況呢？原因除了遺傳基因讓家人有「模組式」的顱顏與身形之外，家庭的飲食與生活作息、環境都相同是另一項重要因素，例如全家大小都習慣晚睡、熬夜；鼻子過敏、容易鼻塞的情況，可能是體質與免疫力的關係，也可能是受到生活環境中過敏原的影響，如塵蟎、寵物、黴菌等人爲因素；飲食不當和運動不足造成肥胖，也是兒童呼吸障礙的重要原因。這些因素都深受父母影響，所以雙親有什麼疾病或健康困擾，通常也會發生在孩子身上。

兒童群體中，大約有三至一〇%患有「習慣性打鼾」、「上呼吸道阻力症候群」，或是「阻塞型睡眠呼吸中止症」。絕大多數未作過相關檢查的孩子之中，其實還有不少隱藏版的小病患。

呼吸道兩兄弟：扁桃腺、腺樣體為何總是太大

關於睡眠呼吸中止症，兒童的成因大多是因爲扁桃腺（顎扁桃體）及腺樣體（咽扁桃體或稱

增殖體）等組織器官過於肥大，在顱顏骨未發育至成人大小時，呼吸道空間變得相對擁擠狹小。呼吸道裡扁桃腺樣體與顱顏骨，好比是內容物與容器的關係：因爲兒童顱顏骨架小，鼻咽腔、口咽腔就比較小，當這些具有免疫功能的組織，在三至八歲因受刺激而不斷增生，呼吸道空間就相對狹窄。所以，出現打鼾及睡眠呼吸中止問題的兒童，也多發生在這段時期。

在兒童階段，男童及女童患病比例相同，沒有明顯差異。進入青春期前，腺樣體通常會明顯萎縮；青春期開始女童有黃體素保護，使睡眠呼吸障礙比例降低，等到開始發育，顱顏骨也迅速成長，呼吸道空間才會擴大。然而，若是反覆感染或合併有鼻過敏，發炎的分泌物持續後流至鼻咽腔與口咽腔，刺激腺樣體與扁桃腺，使其持續增生肥大，那麼還是會繼續堵塞呼吸道。

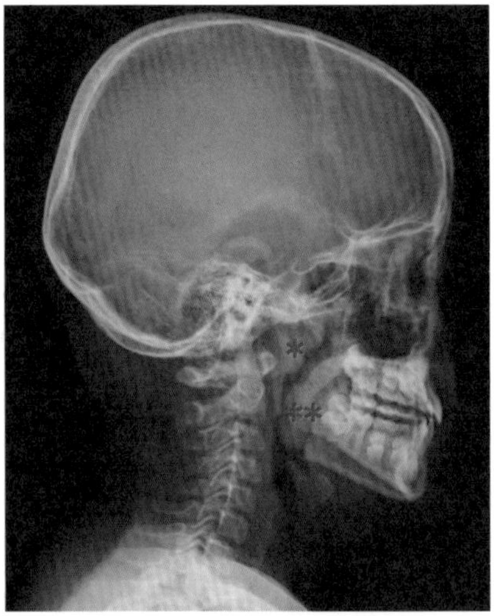

頭顱側面 X 光檢查

▲X 光檢查能清楚看出顱顏骨結構，亦能顯示腺樣體（*）與扁桃腺（**）阻塞呼吸道（黑色氣柱）的程度，有助於診斷病情與確立治療方式

孩子常摳鼻子、挖礦？難纏的過敏性鼻炎、鼻塞與分泌物

除了扁桃腺與腺樣體過大的問題，還有過敏性鼻炎，是台灣兒童打呼、睡眠呼吸中止症的第二常見原因。大約每三至四個孩子就有一個有過敏性鼻炎，分泌物當中充滿了發炎因子，當鼻涕倒流時會刺激腺樣體增生，一旦將空間塞住了，孩子就會變成張口呼吸，更容易打鼾，這也是部分孩童做完腺樣體切除術後，幾個月又打鼾復發的最主要原因。而張口呼吸還會讓許多細菌病毒趁隙進入口腔，刺激扁桃腺反覆發炎，成爲惡性循環。

糖毒世代鼾聲特別響：「高脂小胖子」、「乾瘦小個子」都是典型小病人

另外，飲食習慣西化後造成的肥胖影響，也成爲許多慢性病的共同根源。孩子愛吃速食、喝含糖飲

過敏性鼻炎會加重病情

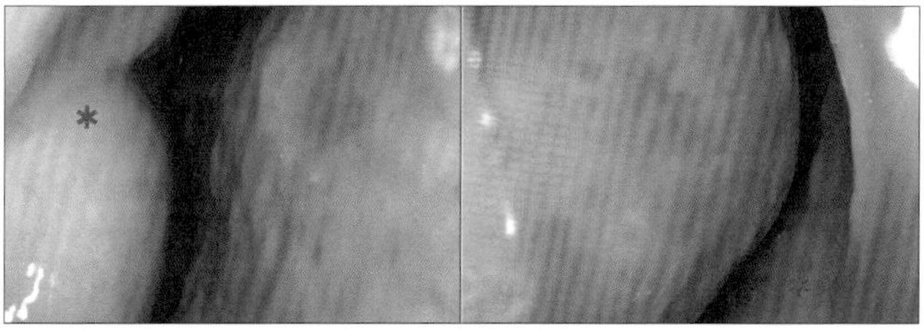

▲ 圖中為過敏性鼻炎的黏膜狀態，下鼻甲呈現蒼白水腫（＊），加上鼻腔分泌物會造成睡眠時鼻涕倒流，更加刺激腺樣體增生，使得呼吸道阻塞、打鼾變成更嚴重的惡性循環

料，一杯手搖飲的熱量經常超過五百大卡，幾乎等於一個便當，這些高升糖指數的食物僅有「空熱量」，並沒有辦法讓血糖平穩，孩子在不健康的食物餵養下，營養素的攝取不均衡，精神容易因爲忽高忽低的血糖變化而跟著不穩定，情緒控制也會變差。而高熱量飲食造成的孩童肥胖，也是扁桃腺樣體手術後打鼾復發的重要因素。

所以，要教導孩子克制口腹之慾，畢竟父母無法二十四小時都陪在孩子身邊，應從小就給他們正確的飲食教育，慎選入口的飲食種類。

我的孩子適合做手術嗎？

一旦決定讓孩子進行扁桃腺及腺樣體的切除手術，接著，父母親一定會問：「我什麼時候讓他做？做這項手術會不會有什麼傷害？手術之後，孩子會不會抵抗力比較差、容易感冒？」針對父母的擔心與疑問，以下臨床經驗可提供參考：

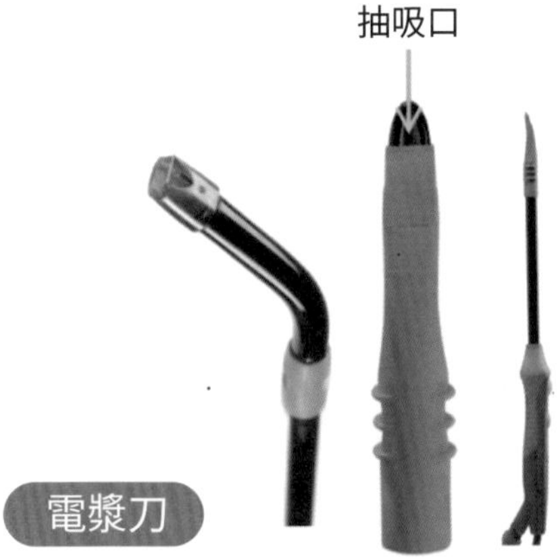

▲ 如同解剖刀的形狀，能作精確切割，並有凝固止血與抽吸煙霧的功能。更重要的是電漿刀屬於低溫療法，對人體組織的熱傷害較小

扁桃腺樣體會不會自己消退？

文獻指出九％的孩童一年後追蹤，症狀會明顯改善或消失，而不需要治療。當體積縮小，呼吸道阻塞的臨床症狀因而改善。但臨床上大扁桃腺（三、四級）患者以及睡眠呼吸中止症屬中、重度，伴有過敏性鼻炎、肥胖或其他內科疾病者，要自然消退的機會不高，應該積極手術治療。

扁桃腺樣體手術是小孩最常見的例行手術，也是小孩睡眠呼吸中止症的第一線治療方式。安全性高，對打鼾的改善十分快速，一週後多數就沒有打鼾的問題了。

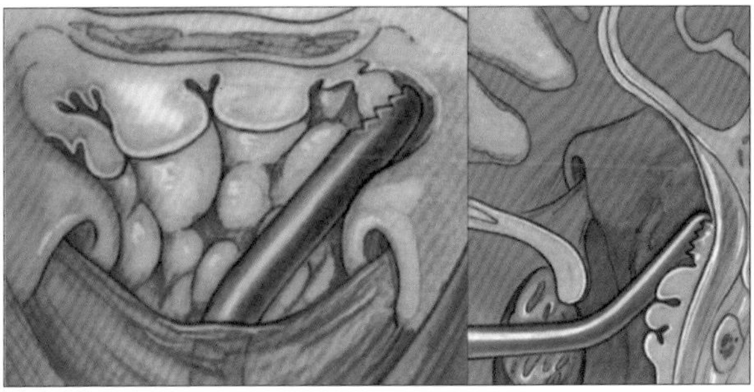

動力迴旋刀

▲可在內視鏡的監控下，有效清除鼻咽腔內的腺樣體

免疫功能會受影響嗎？滿四歲後手術較適合？

什麼時候進行手術對孩子較好？一般而言，建議大約三歲半至四歲以後進行，因爲此時扁桃腺的免疫功能，大概都已被其他免疫細胞取代，漸漸失去其免疫作用，所以，切除對身體的影響性極低。除非是年紀太小的孩子，例如一歲多，就已經有呼吸困難的情況，才需要早一點做手術。

扁桃腺及腺樣體的切除手術，是將整個扁桃腺切除、腺樣體則是刮除。扁桃腺完全切除後不會復發；但腺樣體刮除或電燒後，仍有再度增生的可能性。所以，扁桃腺跟腺樣體的術後結果有可能會不同。

手術儀器可用電漿刀、動力迴旋刀、汽化棒等器械來施作，切除或使組織的體積縮小。若是年紀太小的孩子，例如僅一歲半，就會採取只刮掉鼻咽上方的腺樣體，保留免疫功能，並使其能夠順利「以鼻子呼吸」爲主要治療目標。手術會依據孩子的年齡來判斷和調整，一歲左右的小孩若把腺樣體全部刮掉，鼻咽腔可能會關閉不全，喝水就容易嗆到鼻子。

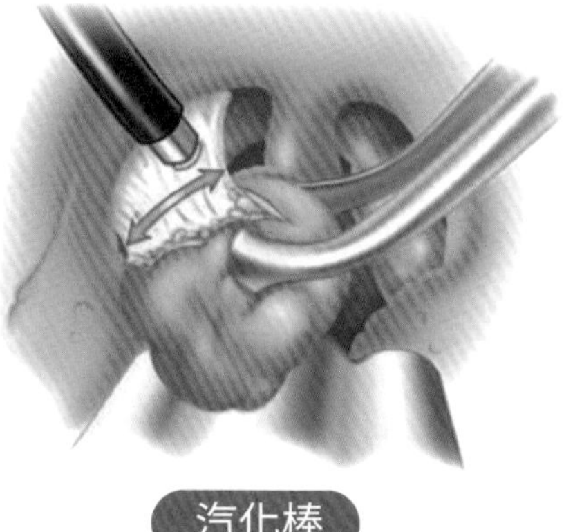

汽化棒

▲ 能快速切除腫大的扁桃腺，亦屬於低溫療法，術後疼痛度較電燒手術低

為何長不高？頭好壯壯，避免孩子受霸凌

歐洲曾經進行研究發現：有做扁桃腺與腺樣體切除手術的孩子，與沒做的孩子相比，往後二十年間感冒的機率沒有差別。三至四歲後進行這項手術，不至於影響免疫功能，反而會睡得比較好，自律神經、免疫系統功能發育也會比較健全。

另有長期追蹤研究顯示：約有六〇至七〇％的患童，會有手術後殘留性或復發性的睡眠呼吸障礙症狀，通常是原本即爲高風險族群，如肥胖、術前即爲重度阻塞型睡眠呼吸中止症、先天性顱顏構造異常或肌肉張力不全等患者。

大人VS兒童睡眠呼吸問題大不同

比較指標	成人	孩童
性別	男性多於女性	男童與女童相同比例
體重	過重或肥胖	身材較瘦（小胖子也可能），因生長激素夜間分泌受到干擾，長不高、很難長肌肉；或是扁桃腺體積太大而干擾吞嚥行為，只想吃軟的食物，不想吃纖維多的食物
鼾聲特性	較多中、重度睡眠呼吸中止症，鼾聲常會中斷	多數為輕度睡眠呼吸中止症，鼾聲持續、有規律性
精神狀況	精神不好，白天易嗜睡	注意力不集中或是過動，跑來跑去
阻塞程度	完全阻塞較多	部分阻塞較多
主要治療	戴呼吸器為第一線治療	扁桃腺及腺樣體手術為主要治療

手術後的居家護理：三種照顧與出血觀察

手術雖然有很多好處，但是扁桃腺切除術後還是會疼痛，可以從幾個方面著手，幫孩子順利度過這個階段：

三個術後小護士：水分、營養、止痛藥

從過去文獻中知道：因術後疼痛孩子會不想吃東西，水分不夠就容易脫水，造成輕度發燒。所以，要記得適度補充水分或點滴；營養攝取也要足夠，給孩子補充完整的營養素，傷口癒合會比較好、比較快。另外，給予足夠的止痛藥，無論是口服藥水或合併噴劑，都有助減輕疼痛。是否給予類固醇，目前尚無定論。但是以藥物控制鼻過敏，能減輕鼻塞與張口呼吸的問題，對減少術後出血與改善術後生活品質很有幫助。

注意危險徵兆：口腔有血、意識模糊、低血壓弱脈搏

小孩扁桃腺手術後最大的危險，就是出血，發生率在二％以下。手術後要仔細觀察孩子的恢復情形，可以從以下幾個方面多加注意：

容易術後出血的族群

包括大扁桃腺（三、四級）、因曾反覆感染導致肥厚增生、血管很多。手術時扁桃腺正在發炎而有許多分泌物及膿瘍、傷口常會裂開出血。肥胖的孩子或嘴巴較小的孩子。以上這些情況，在手術操作時可能因爲視野不佳，無法做到完善的止血，或是本身還患有高血壓、凝血機轉及肝功能不全者，也要特別觀察傷口的恢復情況。

術後出血的原因和時機

手術後出血情況大致分爲以下兩種可能：

- **原發性出血**：手術後二十四小時內出現，通常是手術過程中止血時未妥善處理。
- **次發性出血**：手術後一週傷口癒合的結痂脫落，導致傷口又裸露。現在以低溫電漿刀或是

汽化棒等器械動手術，溫度比較低，對組織的熱傷害比傳統電燒刀低，能顯著減少術後疼痛。但是，止血效果較差，有可能出現延遲性出血（在術後十至十四天）。所幸，在扁桃腺切除後，將扁桃體窩傷口做精密的縫合，可以減少傷口疼痛與術後出血的機會。

嘔吐與昏睡

手術後要觀察孩子有無嘔吐且口中是否有血，有時麻醉後小孩迷迷糊糊的，出血會一直吞下去，就會血壓下降，臉色蒼白，意識不清。如果孩子叫不太醒、反應有點遲鈍、恍惚，加上血壓

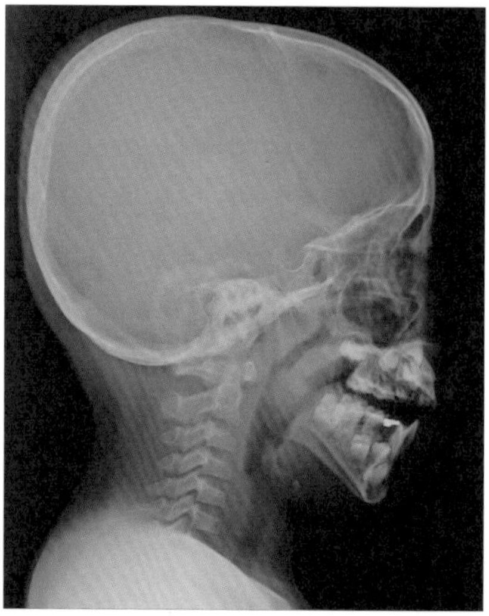

「經鼻」呼吸挽救孩子一生

▲ 腺樣體過大阻塞鼻咽腔，孩童只能張口呼吸，下巴、臉型、齒顎會逐漸變形，咽喉乾燥、發炎、感染情況會變多，應及早診治，恢復正常的鼻道呼吸方式

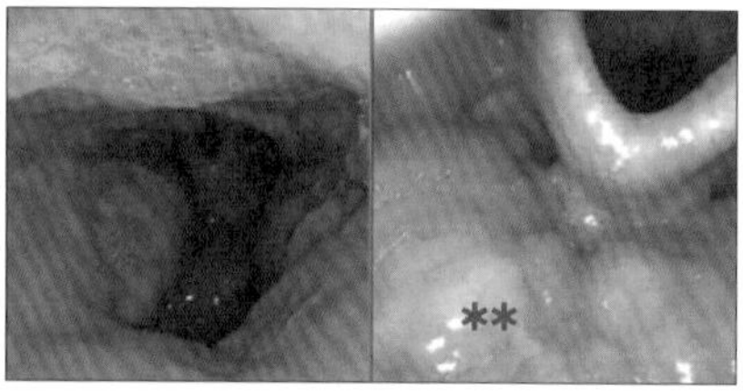

內視鏡看透透：扁桃太肥要減積

▲ 從內視鏡可清楚看見扁桃腺肥大增生（＊）與舌扁桃肥大增生（＊＊）的情況，要配合腺體成長曲線來評估，決定出最適合的手術治療時機

較低，那麼就要懷疑是否有出血。

回醫院複檢與止血

小孩手術後若有出血，要回醫院做進一步檢查。多數情況都是維持密切觀察與居家照護即可；如果出血厲害，則可能需至手術房電燒止血。

若是原本就有鼻塞問題的人，術後更要積極改善，否則繼續張嘴呼吸會增加感染的機會，空氣直接吸入口中，傷口因爲太乾燥也會特別痛。

手術治療後，打鼾會再復發嗎？

手術後經過適當的恢復期，一切復原狀況良好之後，可以參照PART2提到的六種生理自療法，如早睡不熬夜、控制鼻過敏、不張口呼吸、體重調控、口咽肌肉訓練等，持續進行健康管理，以維持治療效果。如果沒有做好生活管理和自我調理，還是可能發生再度打鼾的情況：

術後短期復發

手術治療後三至四個月後又打鼾，通常是過敏性鼻炎讓發炎物質倒流，刺激腺樣體增生，導致張口呼吸，所以又開始打鼾。

術後中長期復發

經手術兩年至三年後若打鼾復發，通常與肥胖有關。孩子進入青春期後變胖，口咽腔空間變小，呼吸道變窄，都會增加打鼾的機會。

腺樣體通常六歲後會慢慢縮小，扁桃腺則是變大，舌扁桃也接著變大。大部分孩子

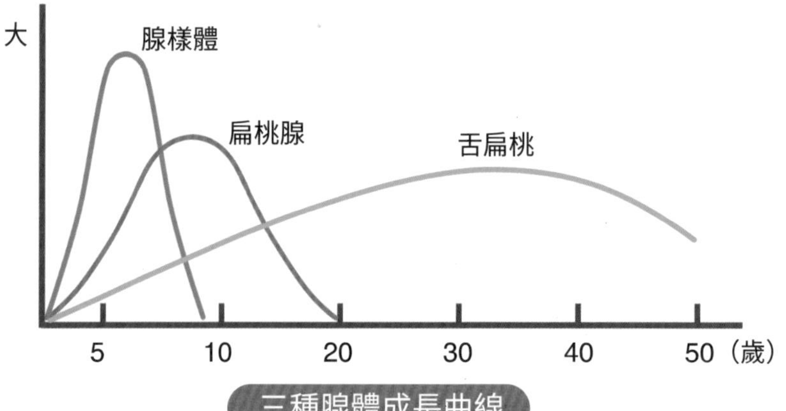

三種腺體成長曲線

▲兒童成長過程中，腺樣體最早開始增生，扁桃腺其次，舌扁桃最慢。八歲左右，腺樣體尚未完全萎縮，扁桃腺又持續變大，形成黃金交叉，此時通常臨床症狀最嚴重，也是孩童最常接受手術的年齡

七至八歲腺樣體還沒完全消退，而扁桃腺若又肥大增生，症狀多半在此階段會最明顯。

跑錯科掛錯號？容易分心、過動，可能是睡眠呼吸出問題

經常聽到孩童有注意力不集中，或是過動的問題，其實並不是「活力太充沛」，可能與打鼾及睡眠呼吸中止的情況有關。門診中最特別的案例，就是一位本來上課總是打瞌睡，換了好幾種學習法都沒有改善的孩子，學校老師很挫折，建議家長把他轉去資源班。經過診斷，這孩子患有睡眠呼吸中止症，在進行了扁桃腺及腺樣體切除手術治療之後，成績突飛猛進至前三名，白天精神好很多，在學校的表現和過去相比，從資源班到資優班，簡直判若兩人！

改善睡眠呼吸，IQ、EQ鹹魚大翻身

小朋友一進到診間，他的狀況我們看行爲就略知一二，例如調皮搗蛋、手在醫生的桌上亂揮，或者一直玩旋轉椅；還有一種孩子是恍神、精神不好，父母親每次叫他都要叫好幾次才有反應；甚至有些孩子因爲注意力不集中，作IQ測驗分數比一般孩子明顯偏低，經過術後追蹤，發現隨著臨床症狀改善，IQ分數也明顯提高了。對於憂心忡忡的父母親來說，爲孩子排除造成學習的障礙，不要輸在起跑線，同時讓孩子身體健健康康，在學校又有良好的人際互動，就是他們最大的盼望。

兒童睡眠評估：「睡眠剝奪」竟然也

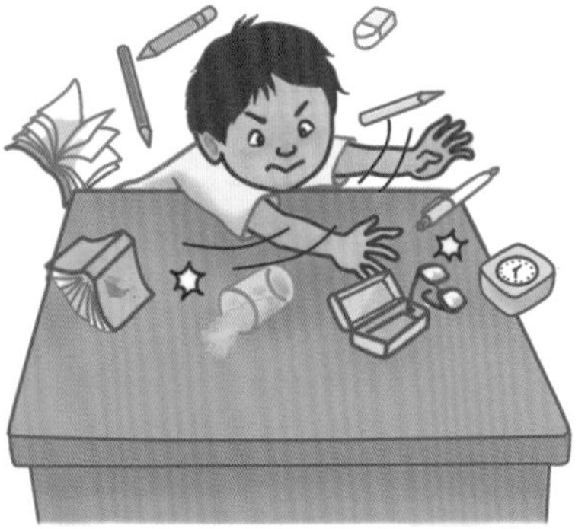

過動

▲ 打鼾、睡眠呼吸中止造成睡不好，孩童容易出現過動的現象。40%睡眠呼吸障礙孩童伴有「注意力缺陷過動症（ADHD）」。父母可帶孩子到打鼾門診和做睡眠檢查釐清真正病因，才能有效治療

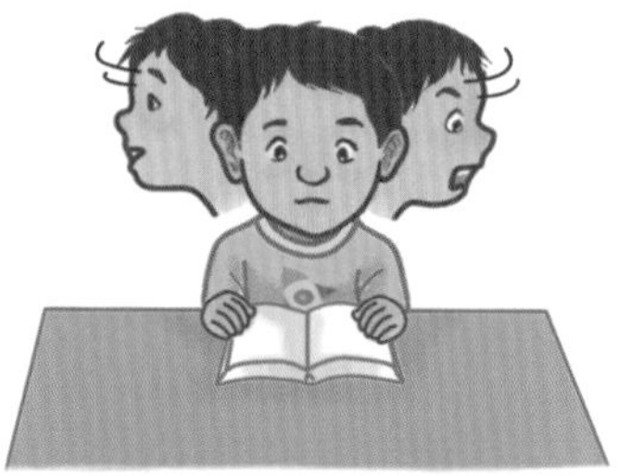

注意力不集中

▲ 孩童注意力不集中，像容易恍神、記憶力差、寫功課時愛摸東摸西、上課心神不寧東張西望、坐不住、說話時眼神飄移等，都可能與睡不好、慢性缺氧有關

有國籍問題

針對注意力不集中或過動的孩子，需排除睡眠相關的兩個常見的問題：孩子是不是睡不夠（睡眠剝奪）？以及孩子有沒有睡眠呼吸中止症？

● 孩子睡眠不足嗎？

參考美國的學校教育理念，認爲孩童每天應該睡足十個小時，特別是十二歲以下的學齡兒童。可是升學壓力沉重的台灣，眞正符合這個標準的家庭有多少？父母造成孩子生活型態不健康、體重過重、家庭關係緊張，而孩子背負著父母期待的心理負擔，睡眠時間當然不夠，腦部與全身發育成長都大受影響。

● 孩子有打鼾或睡眠呼吸中止症嗎？

若家長說孩子有注意力不集中的問題時，身爲耳鼻喉科醫師，除了專業上對打鼾與睡眠呼吸中止症的警覺性，也會先判斷有沒有可能是看不清楚（視力）、聽不清楚（聽力）、鼻塞（過敏）等問題導致無法專心。所以我們在看診時，多半會耐心地跟小朋友聊天，問他們上課的情況，包括坐第幾排？看得到黑板嗎？聽得清楚老師說什麼嗎？排除其他因素後，再把診查焦點轉向打鼾大不大聲，有無磨牙、說夢話等相關症狀的判斷。

家庭是孩子的呼吸中樞，父母是「氧氣」監護人

家庭塑造的飲食、生活環境，對孩子的睡眠生理來說有根本性的影響，例如孩子有沒有在十點前就寢？平常早餐有沒有吃得營養均衡？愛喝含糖飲料嗎？是不是愛吃零食，或是喜歡含有大量人工添加劑的加工食品嗎？

另一個容易被忽視的問題是：水喝得不夠！正常來說，一天的喝水量是「體重乘以三十」的毫升數，例如體重二〇公斤的小朋友，每天應該喝水六〇〇毫升以上，而且是白開水，不是飲料、茶、湯等。否則水分不足，容易影響情緒，會焦煩暴躁，對於過動症或注意力不足的孩子而言會更扣分。父母在白天如果可以陪伴孩子做適度運動，晚上孩子也會睡得比較好。

還有一項重要因素，就是家庭氣氛。若是家人和樂融融，在學校相處也沒有遇上霸凌等問

題，那表示孩子的行爲環境有良好的基礎，健康的穩定性會更好。

孩子心智行為有問題？百種症狀，可能都是因為「缺氧」

四〇％睡眠呼吸中止症的病童，有一定程度的注意力不集中問題；同樣的，注意力不集中或過動的孩子當中，大約也有三〇至四〇％併有睡眠呼吸中止症。這個研究結果與抽樣的方式有關係，小朋友的睡眠呼吸問題經常是被低估的，原因是孩子的身體及腦部發育尚未成熟，常會以其他的症狀來表現呼吸障礙，例如過動、注意力不好、學習情況不佳、情緒不穩定等等，若不細心留意，很可能就被診斷爲心智問題。

一次兒童睡眠檢查，一輩子都受益

睡眠呼吸出問題的孩子，若一開始未被檢查出眞正的病因，往往會經過一段時間的行爲療法，而效果其實很有限。在台灣醫學研究中發現：如果可以將孩子的睡眠呼吸問題處理好，注意力不集中和過動症都能得到改善。所以，在此強烈建議：**在規劃長期行為治療及藥物使用之前，醫生要先仔細診察並跟家長確認：這孩子會不會打呼？睡眠品質如何？若有需要，可以安排做一**

次完整的「睡眠檢查」。以釐清孩子行為與睡眠兩者的相關性，據此作精準的醫療計畫。

●止鼾手術成效優異，避免長期藥物副作用

對於阻塞型睡眠呼吸中止症的小孩，止鼾手術（扁桃腺樣體切除術）是一個很好的選項，有機會同時改善睡眠呼吸與行爲異常，避免長期用藥帶來的副作用影響。在我們院內的止鼾手術術後評估問卷中可以發現：孩子的專注力明顯改善、睡眠呼吸中止問題也改善。值得注意的是：呼吸中止次數的降低，與行爲的改善沒有顯著的線性關係，因爲孩子的日常行爲，除了睡眠因素之外，還有很多來自環境因素，如家庭生活、學校生活等等，需要整體評估與多元的治療。

為生長曲線爭口「氣」！別把孩子養成「哈比人」和「瘦乾巴」

有睡眠呼吸障礙的孩子若不接受治療，小心長不高也不長肉，身材過於瘦小，氣色和體力、智力都會受影響。

睡眠缺氧，生長激素就缺貨：荷爾蒙最高機泌在夜晚

腦下垂體專門負責分泌生長激素，最佳時間是在晚上十點到隔天凌晨兩點，直到清晨醒來的這段期，濃度會慢慢下降。所以，孩子如果沒有在這個時間睡著，進入深睡期，或是在睡眠當中因打鼾、呼吸中止等干擾，使得睡眠一直被中斷，睡不穩，生長激素分泌不完全，就會影響生長發育。

人體還有各種重要的荷爾蒙和激素，主要分泌的黃金時段許多也都在夜晚睡眠時間，例如神經荷爾蒙、甲狀腺荷爾蒙、可體松壓力荷爾蒙、腦內啡快樂荷爾蒙、性荷爾蒙、胰島

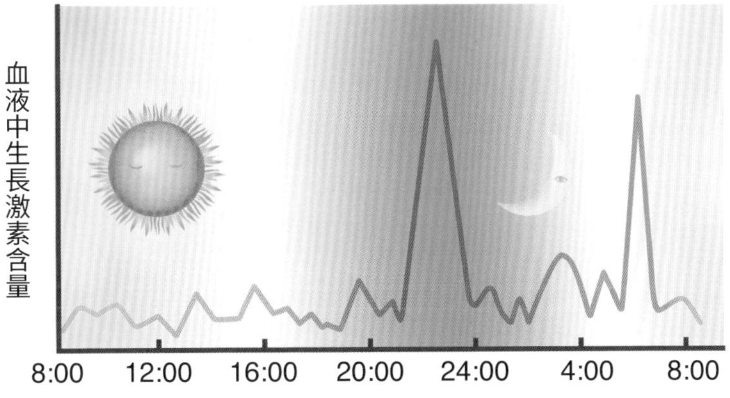

生長激素 24 小時分泌時間

▲ 人體生長激素分泌最旺盛的時間點在夜間10點至半夜2~3點，孩子想長高，不只要睡足時數，還要有足夠的熟睡深度與時效；生長激素對成人也能增加活力、抗衰老，全家人都要一起睡滿、睡好

素、瘦體素、雌激素、黃體激素、雄性激素、褪黑激素、抗利尿激素、血清素等等，這些荷爾蒙和激素，都能幫助人體進行修復、排毒、代謝、細胞再生、肌骨成長、增進免疫力，對於正值成長發育期的兒童和青少年，影響更是深遠。所以，一定要讓孩子能夠順暢的呼吸，每夜能好好地熟睡。

中重度的突破性治療：有些手術確實是必要的！

對於發育期的孩子來說，扁桃腺與腺樣體過大而阻塞呼吸道的問題，通常以藥物治療的方式難以明確改善。另外像是生長發育已明顯出現障礙，或是白天和夜晚都得張口呼吸，以及睡眠呼吸中止指數較高的孩子，不僅容易受到感染、罹患各種共病，和成人一樣也有危及生命的可能。

以上這些情況，特別需要進行手術積極治療。以臨床經驗來看，術後孩子的睡眠品質通常都會變好，生長激素分泌也會回到應有的水準，孩子可能在術後半年到一年之間長高四公分、體重增加兩公斤。我們甚至可以驕傲地說：手術讓孩子長高、變壯了！古人說「一暝大一吋」是真的，先決條件就是睡得好。

趁小解決「睡眠障礙＋慢性共病」

睡眠呼吸障礙是一種全身性的缺氧慢性病，對於成人或孩童來說，都是健康的大天坑，會衍生出各種共病，每一個器官組織都難以逃脫。現代的兒童不少已有所謂的「成人慢性病」，由於大腦皮質發育還未完全成熟，又受到缺氧症候群的影響，所以不只打鼾、睡眠呼吸中止症的威脅，睡眠時也可能會同時出現更多種的睡眠失調症狀，如夢遊、磨牙、尿床等等，可說情況相當複雜。

「慢性病」與「睡眠障礙」往往互爲因果關係，爲了避免兩大系統之間勾勾纏的惡性循環，首要之務，就是從家庭與醫療兩方面，幫助這些小病人盡快恢復暢通的呼吸道與睡眠品質。

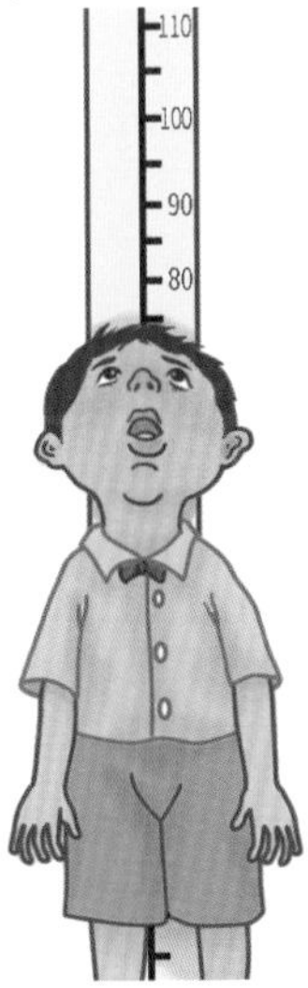

哪ㄟ都長不高

▶ 睡眠呼吸中止症會不斷干擾生長激素在夜間的分泌量，直接影響孩童的生長發育

孩童也會血壓高‥三高慢性病低齡化趨勢

小朋友的高血壓問題，也是睡眠呼吸中止症的代表性共病。研究發現：無論收縮壓或是舒張壓、白天或是夜晚，睡眠呼吸有問題的孩子，血壓也會比較高。

讓睡眠連續，血壓就能恢復正常

我們在睡覺的時候，自律神經也需要休息，如果睡眠過程中一直發生呼吸阻塞、吸不到足夠空氣的狀態，大腦就會緊急醒覺，下達要用力呼吸的指令以求保命，有些患者甚至一個晚上呼吸中止高達數百次，如此一直中斷睡眠，那麼交感神經一直被刺激處於興奮狀態，血壓就會比較高。

若排除家族遺傳性高血壓，睡眠呼吸障礙造成的血壓問題，只要好好接受治療（如生理自療、止鼾手術），血壓便可受到控制，效果表現在舒張壓可以看到明顯的下降。

又沒睡好齁？尿床小童：抗利尿激素失靈，

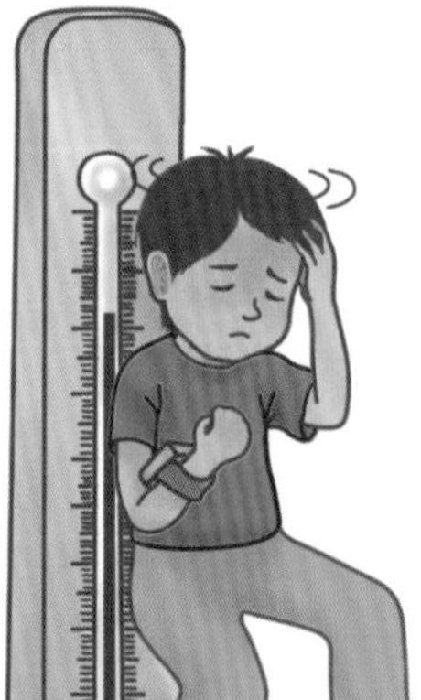

兒童高血壓

◀小孩患有睡眠呼吸中止症，可能在年齡很小就會出現高血壓的共病症狀

膀胱煞不住

荷爾蒙中的抗利尿激素主要也是在夜晚睡眠中分泌，功能是讓睡眠過程中尿量減少，因而比較不會有想解尿的感覺，能安穩的一覺到天亮。但若是因爲睡眠中斷或失眠、太晚睡，就會讓抗利尿激素分泌不穩定，加上小孩對膀胱的控制力較不好，更容易尿床，因此可能直到五、六歲還在包尿布，令人難爲情。尿床頻率通常每週三次左右就屬頻繁，小朋友的自尊心會大受打擊，因爲去學校會被同學嘲笑，有些孩子因此排斥上學，逃避與其他同學來往。

小朋友若患有睡眠呼吸中止症，尿意在晚上就如同白天，一直會起床上廁所，然後更睡不好，膀胱控制力也跟著越來越差，陷入惡性循環。

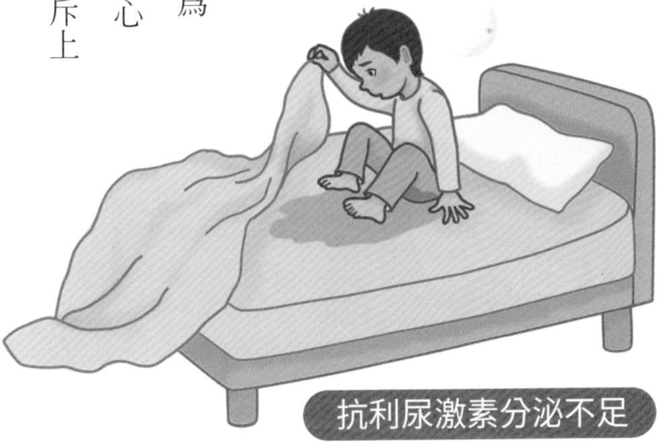

▲ 睡眠呼吸中止症會破壞夜間應有的排尿機制，改善睡眠呼吸中止症，尿床情況也會同時改善

手術治療與膀胱括約肌訓練

確診爲睡眠呼吸中止症的小病人，如果原本一週當中有四至五個晚上需要包尿布，扁桃腺樣體手術治療後情況能改善一半以上。不過隨著年齡增加，復發的機率還是存在，術後第一個月完全不尿床的患者約有四〇％；大部分經過幾個月或一、兩年後，還是會偶爾尿床。這時便需要搭配行爲療法，或從生活面著手預防，例如睡前不要喝太多水，或是自己做膀胱括約肌訓練，大部分都可以改善，甚至能讓症狀完全消失。

愛麗絲「夢遊」仙境：爸媽驚很大！

雖然夢遊與打鼾、睡眠呼吸中止的關係性並不是那麼強，但是睡眠呼吸障礙的孩子，睡夢中的大腦並不是處在休息的狀態，時常會將自己喚醒，而一旦醒過來，多半會重複清醒時最熟悉的肢體動作，例如以爲自己在

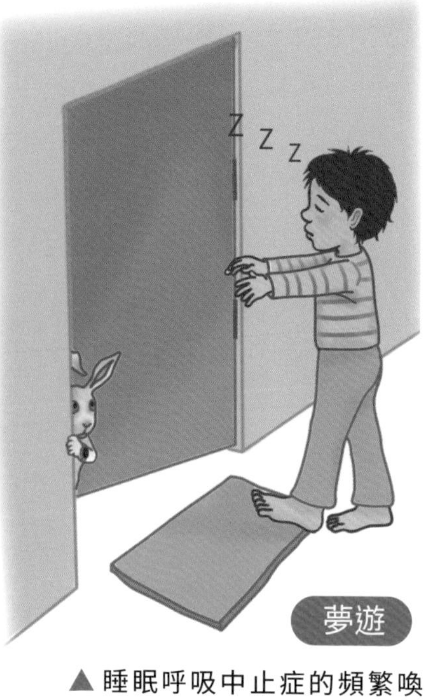

▲睡眠呼吸中止症的頻繁喚醒，會增加小孩夢遊的機率

走路，夢遊時便起身到處遊蕩；以爲自己正在用餐，夢遊時便去翻冰箱。父母親無論是半夜被翻箱倒櫃唏唏唆唆的聲音吵醒，或是突然醒來，看見孩子眼神呆滯地站在自己床前，都會嚇到不知所措。

從深睡期逃脫的大腦皮質

一般人可能誤解夢遊是在做夢期，但事實上，眞正的做夢期，四肢是無法動作的。夢遊的問題大多出在深睡期，兒童的大腦皮質發育若不夠成熟，到了睡眠週期中的深睡期，就會複製做出白天的一些日常動作。等到六至十二歲青春期，大腦皮質成熟後，就比較不會出現這樣的情況。

不過，除了大腦功能尚未成熟之外，家庭環境的壓力有時也會影響孩子的行爲，進而以夢遊來表現。曾經聽過剛搬新家，或是剛轉學換到新環境的孩子，還沒有熟悉周遭的人事物，作息也比較不規律，所以晚上睡到一半時，容易發生逃脫睡眠的狀況，半夢半醒之間，就會在家中到處遊走。

噓，冷靜引導孩子回床睡覺

對於正在夢遊的孩子，最好的應對方法就是保護他，避免他去碰撞到雜物而受傷，而且要將門窗關好、危險物品收好，輕輕地引導他，帶他回床上躺下睡覺即可。不用喚醒他，否則孩子突然清醒時，對於自己的處境無法理解，可能會造成認知混亂。如果夢遊情況較嚴重者，則需要心理師介入輔導。

在我們治療團隊中曾遇過這樣的案例：媽媽大半夜經常被站在床頭邊的兒子嚇醒，後來才發現他會打鼾、有睡眠呼吸中止症，因此帶到門診進行扁桃腺樣體手術。經過治療之後，我們再次詢問小男生的睡眠情況如何，如釋重負的媽媽開玩笑地說：「謝謝醫師，他不再夢遊，也不打鼾了，如果再夢遊，請醫師叫他去找他姊姊，不要再來找我。」

壓力大狂磨牙：孩子心裡隱藏著煩惱，你知道嗎？

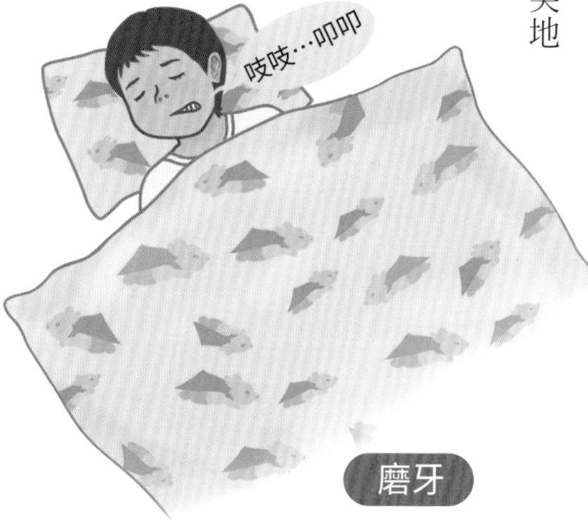

▲睡眠呼吸中止症造成睡眠過程缺氧與覺醒，可能刺激張口肌與閉口肌同時收縮，形成磨牙狀況

雖然磨牙大部分與壓力有關，不一定和咬合有關，但爲什麼跟呼吸中止有相關性呢？原因是：睡覺時肌肉應處於放鬆休息的狀態；但睡眠呼吸中止、睡眠品質不好，就容易缺氧、產生醒覺，進而刺激肌肉的收縮。特別是張口肌與閉口肌同時收縮，就會造成上下排牙齒一起摩擦，彼此碰撞，發出可怕的聲響。尤其許多習慣張口呼吸的患者，其實更容易磨牙。

利用咬合板、放鬆藥物，舒緩顳顎關節

青少年磨牙的發生率大約爲十七％；成人略低，大概是八％。這是因爲孩子對壓力的承受度比不上大人，就會表現在磨牙的行爲上。有磨牙問題的孩子，早上起床後容易感覺口乾，半夜有多夢、頻尿等問題，無法一覺到天亮。吃東西時也比較費力，顳顎關節會痛，這也是睡眠呼吸中止症的共病之一。

治療上一剛開始可使用咬合板或是肌肉放鬆藥物，但無法根治，只能盡量減少牙齒的傷害。可再借助輔助療法，包括睡眠衛生

睡眠障礙常見症狀

打鼾、睡眠呼吸中止、失眠、易醒、淺眠、嗜睡、多夢、噩夢、夢遊、夜驚、說夢話、醒來無法再入睡、太早醒、鬼壓床（睡眠麻痺）、睡美人症候群、夢魘、磨牙、半夜抽筋、流口水、肢體不寧症、半夜頻尿、尿床、混亂醒覺等等

養生和固定運動來加強，若能改善打鼾與睡眠呼吸中止症，提升睡眠品質，讓大腦和肌肉獲得正常的休息，對於改善磨牙也會有幫助。

張口呼吸越睡越醜！別讓你家「漂亮寶貝」臉型長歪了

一個人的臉型會因爲呼吸方式而不同。爲什麼有些孩子的臉部線條，看起來比較呆萌樣，關鍵就在於鼻腔後面的腺樣體，當它阻塞呼吸道時，就會使人張口呼吸，嘴巴總是像魚兒一樣不斷開闔，好像有很多話要說；再加上前鼻道的過敏性鼻炎、口腔內的扁桃腺，這「三兄弟」就是對兒童臉型發育最關鍵的角色，其中，又以腺樣體影響最大。

疏通鼻道有助闔嘴：暴牙退散！

如果腺樣體體積過大，以及經常鼻子不通，孩子就會習慣性張嘴呼吸，上下排牙齒無法一起生長，也就無法咬合得很整齊，通常上排牙齒發展較快、下排較慢，就會變成暴牙。

有時孩子因爲牙齒問題連吃麵都咬不斷，進食障礙、咬不好，又加上打鼾缺氧，健康問題會一發不可收拾。除了暴牙的問題之外，一直張嘴呼吸，下巴就會往前伸，臉就比較長、雙頰比較扁平、面部比較寬，又因爲要用力吸氣，上唇厚厚的，還會翹起來。整體而言，臉部線條看起來沒有那麼立體和美觀。

咬合矯正救臉型：把握五至六歲黃金治療期

孩子如果打鼾嚴重，甚至確診有睡眠呼吸中止症，建議愈早治療效果愈好，例如**在五至六歲「上小學前」就進行手術。若等到青春期，呼吸問題雖然也會改善，但臉型結構、咬合已成形固定，改善度不大**；對過動行爲、專注力的改善也是如此。呼吸障礙的治療主要是讓孩子能夠經鼻呼吸，幫臉型、咬合、結構恢復到常態，儘早即時矯正，還有追回來的能力。

戰勝七大路障：兒童常見睡眠呼吸障礙最佳治療法

兒童睡眠呼吸障礙，是近年門診中逐漸受到重視的問題，阻塞型睡眠呼吸中止症是常見原因之一，常使用扁桃腺及腺樣體切除手術治療。不過，仍有其他多種因素需一併評估，各有不同的治療方法，分別說明如下：

治療法一 過敏性鼻炎：睡眠呼吸中止症的大幫兇

過敏性鼻炎雖然與睡眠呼吸中止的指數無直接相關性，但是會造成鼻塞、張口呼吸等症狀，就會嚴重影響孩童的睡眠品質，也是腺樣體再生的原因之一。所以，即便是做了止鼾手術，術後也應避免接觸過敏原，或請醫生評估，是否需要以藥物控制鼻子過敏的症狀。

治療法二 舌扁桃增生：睡姿法與微創手術皆可行

舌扁桃過於肥大也會造成上呼吸道阻塞，治療上可以先改成側睡姿，嚴重病患可接受舌扁桃切除術或舌根消融手術。

治療法三　喉頭軟化症：雷射手術靠得住

這裡所指的喉頭軟化症，多是因爲上呼吸道構造的通道狹窄，形成的流體力學效應——吸氣時產生負壓，而讓會厭軟骨及上喉軟組織內縮塌陷，進而阻塞呼吸道。可以考慮以內視鏡雷射上喉整型手術來治療。

兒童睡眠呼吸障礙治療方法

阻塞癥結	建議治療方法
❶ 過敏性鼻炎	調整體質、藥物控制
❷ 舌扁桃增生	側睡姿、舌扁桃切除術、舌根消融手術
❸ 喉頭軟化症	內視鏡雷射上喉整型手術
❹ 口腔咬合不正	上顎擴張口內裝置、口腔顎面矯正手術
❺ 呼吸道肌力不足	口咽肌肉訓練
❻ 換氣不足症候群	手術治療、配戴陽壓呼吸器
❼ 肥胖	減重、運動、控制飲食，搭配減重手術

治療法四

口腔咬合不正：口內裝置或顎面手術

口腔咬合不正的可能原因有腺樣體阻塞、上顎高拱。可能的治療方式為快速上顎擴張等牙科的口內裝置，若無法完全矯正，也可在孩子換牙後，在口腔顎面做矯正手術。

治療法五

呼吸道肌力不足：口咽肌肉訓練

口咽肌肉支撐力不佳，常見於先天性神經肌肉疾病、遺傳或基因、代謝性疾病的病童身上。扁桃腺樣體手術後，需輔以口咽肌肉訓練為復健療程，可以強化呼吸與吞嚥功能。

治療法六

換氣不足症候群：肥胖兒童要注意

換氣不足較常見於肥胖孩童，或是患有先天性神經肌肉疾患、代謝性疾病的兒童，進行睡眠檢查時，要加做「二氧化碳濃度測量」。手術治療後，須密切監測血氧與呼吸，並配戴陽壓呼吸器。若需延遲拔取呼吸內管，則要暫住加護病房觀察。

治療法七

肥胖：呼吸障礙與慢性共病的頭號公敵

肥胖是兒童阻塞型睡眠呼吸中止症的重大危險因子，也是合併有兒童高血壓、心血管功能異常、代謝症候群及術後殘留症狀的危險因子。所以，適當的減重、運動、控制飲食，或者搭配減重手術，都必須一起考慮，治療的效果會更好。

PART 5

成人鼾症

睡眠呼吸中止
主流治療法

「智慧止鼾輔具」結合「最新微創手術」
治療效果好、恢復快、風險低
阻塞清零暢快呼吸，助你睡出全身健康好氣勢

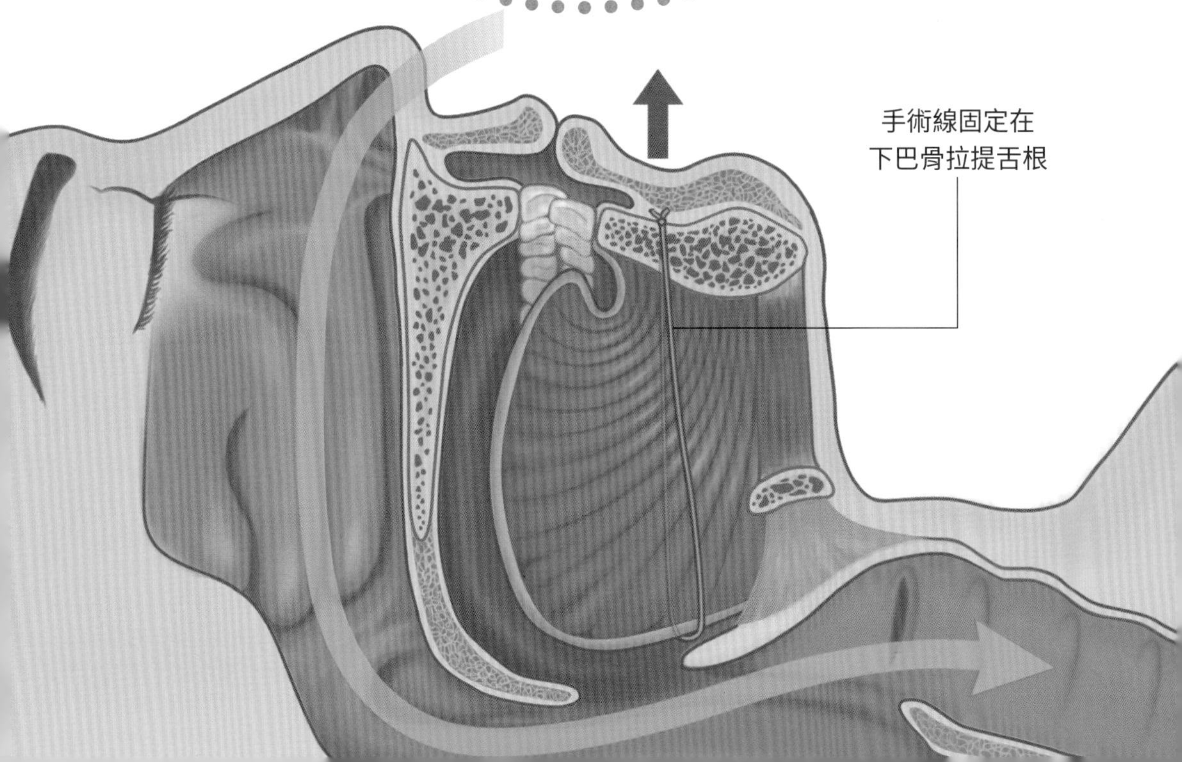

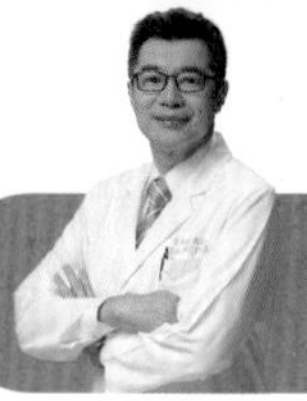

名醫診察室

個人化精準治療

呼吸器要戴一輩子嗎？手術是否比較一勞永逸？
全台首創整合式治療法：沒有最好，只有最適合

每一次的打鼾缺氧，就會有細胞傷害、死亡；每一次的「呼吸中止」，都可能威脅「壽命終止」。打鼾和睡眠呼吸中止對身體的傷害與猝死危機非常巨大，但其實是可以預防和治療的！

打鼾與睡眠呼吸中止症是一種慢性疾病，就像高血壓、糖尿病，沒有簡單的方法可以一勞永逸，也不是一次治療即能痊癒，但是積極的治療，絕對能大幅改善擾人的鼾噪，以及避免全身缺氧的併發症。我們經常在呼吸障礙療程後，發現患者原本其他的慢性病也跟著減輕，甚至消失了，容貌氣色變好，眼睛炯炯有神！最重要的是，還能降低突發猝死的威脅，可說是CP值超高的醫療項目。

將行醫三十年的臨床經驗集結成書，為的就是喚醒大眾對睡眠與呼吸狀態的自覺感，並培養應有的識病能力，以免危險在即卻毫無警覺。另一方面，大眾在看診就醫

前，若能先對醫療技術有些認知，和醫生溝通時就能更有效率，有助於快速找到最適合自己的治療方法，預期效果也能更精準。因此，本章特別介紹目前台灣各醫療院所的鼾症治療法，並以實際病患治療案例作解說，對於病患常見的心聲和顧慮皆有明確的解答。

八成以上的打鼾症狀都發生在「軟顎」，而引發睡眠呼吸中止的主要阻塞處，則是在「咽喉」，呼吸道裡的組織和病理變化，多數人並不了解，加上台灣成人及小孩有極高比例患有鼻炎、鼻塞、過敏問題，更會使各種睡眠呼吸障礙變本加厲嚴重化。呼吸道裡有舌頭、會厭、側咽壁、後柱、扁桃腺、腺樣體、懸雍垂等多種組織，過大、過長、鬆弛、塌陷都會堵塞呼吸道。目前主要治療法包括朝向輕量化、智能化發展的「呼吸器」；強調客製化的「牙套矯正器」；傷口小、痛感低、恢復快、降低併發症、減少麻醉次數和住院天數，則都是「微創手術」的優點；另外，減積塑形的汽化棒消融術，低溫精確的電漿刀手術，講求組織協同的整合式手術，一體成形的多位階手術，以及一次到位的共病混合式手術，都是臨床上針對不同病患的「個人化」醫療新技術。在睡眠領域，也常有跨診科的整體治療合作，可以照顧到每位患者不同的身體狀況。在完成主治療之後，切記要繼續保持良好的自我健康管理，以維持最佳治療效果。

「醫生，我女朋友抱怨我會打鼾，而且聲音很大。我去做了睡眠檢查，當時那位醫生說我還有睡眠呼吸中止症，聽說以後每天睡覺都要戴個東西在臉上，請問有沒有比較一勞永逸的方法？」

因爲睡眠問題而上門求診的病患，多半急著想以最快速、簡單的方式解決困擾，所以，經常開口要求能夠畢其功於一役的速效治療。經過幾十年的發展，睡眠問題治療方法越來越多元化，已能適合不同症狀和病患族群，也因此，需要花點時間，有耐心地好好與患者及家屬一起討論，說明治療的目的、方法、效果和副作用，以及有哪些替代療法，再由醫病雙方共同決定。其實，沒有所謂最好的方法，而是要選擇個人化最適合的療法。

接軌止鼾輔具、微創手術主治療

○．治療前體況調整

睡眠呼吸中止症，是一種與年齡相關的慢性病，許多人年輕時並無此問題，或只有打鼾而沒有呼吸中止。但是人過中年不復當年，打鼾加重，呼吸也開始阻塞不順，慢慢地各種健康狀況一一浮現。所以門診中的患者族群，除了小朋友占有一定比例之外，多數以中年男女爲主，男性尤多，生理老化、呼吸道肌肉鬆弛，以及中年後發胖，或顱顏與鼻腔構造異常，都會使睡眠呼吸障礙的程度愈發嚴重。

是肌肉鬆弛，還是結構異常？醫病共同決定治療方案

看診時，醫生開宗明義須先讓病人了解：打鼾與睡眠呼吸中止症是慢性疾病，就像高血壓、糖尿病，所以，不會吃藥或一次治療就能完全根治。即便最終決定接受手術，術後也需要持續性的自我保養，若自我健康管理不夠周全，療效將不如預期，症狀亦會提早復發。依照 PART2 提到

的六種生理自療法來實踐健康管理，就是很好的復健與預防方式。只要病況能夠「控制良好」，不造成自己與他人的生活困擾，同時避免在中年就發生重大的心血管、腦血管合併症，那就是理想的治療成果。

醫生在診察階段，要去充分了解病患的症狀和困擾，彼此共同確立治療的主要目標，才能為患者選擇最適切的治療方法，避免不符合實際的過高期待。

治療聚焦三大目標

目標一　消除鼾噪→不影響他人睡眠

打鼾的最大困擾就是會吵到他人，如果將問題改善，那麼就可以促進家庭關係、婚姻關係與人際相處的和諧。病患自己也會因為呼吸變順暢了睡得比較好，生活品質和健康都能提升。

目標二　睡眠連續→不再白天疲勞嗜睡

睡眠能夠連續，白天精神自然也會明顯改善。不會因為間斷的呼吸中止，讓大腦經常需要喚醒自己來恢復呼吸，而造成睡眠斷斷續續。當然，睡得好，脾氣自然會比較好，對事情的耐受度也會比較高。在小朋友的日常表現上，治療效果可反映在課業成績的進步；成人則是開車不打瞌睡，比較安全，且工作表現與效率都會提升。

目標三　防範猝死→降低共病惡化風險

呼吸道阻塞造成缺氧，會導致體內慢性發炎，增加腦、心血管和各個器官的連鎖疾病。且因為呼吸中止時心率變慢，喚醒呼吸時則心率加快，心率在反覆的變快、變慢中「變異性」加大，會增加心律不整與猝死的機率。經過治療後，可明顯減少這些共病及嚴重程度，避免在中年黃金工作年齡突然發生中風、心肌梗塞及猝死的風險。

優化生理狀態：減少扣分，讓主治療效果更升級

睡眠問題的治療其實分成幾個階段，以運動比擬，開始進入主運動之前一定要先熱身、暖身，否則容易受傷；結束主運動之後不能馬上停下，要多做伸展拉筋的緩和動作。睡眠呼吸障礙的治療也是一樣的道理。

助攻兩大準備：提早減重＋改善鼻子過敏

睡眠呼吸問題在進行各種主治療之前，應先做好的事前準備如：主治療可能是要戴呼吸器或是手術，在進行之前，就要先開始調整自己的生活作息，盡量不要熬夜，將鼻子過敏與鼻塞的情況控制好，不張口呼吸（可用止鼾膠布貼住上下唇），入睡時採側睡姿勢，過重者同時進行減重。把自己的生理狀況調整到位，對加強主治療的效果很有幫助。

積極復健：「日常保氧」是持續性的主治療

有效治療呼吸道，需要持續常態的保養，在這裡沒有所謂「六分鐘護一生」的戲劇性效果，所以，在完成主治療之後仍不能就此鬆懈，要繼續維持健康的生活型態，並積極復健。例如睡覺戴呼吸器，或完成手術主治療傷口恢復後，可以配合做口咽肌肉訓練、氣功呼吸運動、控制體重等，把自我健康管理措施融入生活，養成好習慣，減少復發機率。

睡眠呼吸障礙首要治療法

一．陽壓呼吸器（CPAP）

通常病人會問：「我做過睡眠檢查，結果是重度睡眠呼吸中止症，醫生要我戴呼吸器，但是我又不清楚那是什麼？我應該什麼時候戴？要戴多久呢？需要一直戴著嗎？」對於這種常見的提問，醫生一定要很有耐心的回答，因爲病人的安全感和信賴，也會影響治療的成功率。

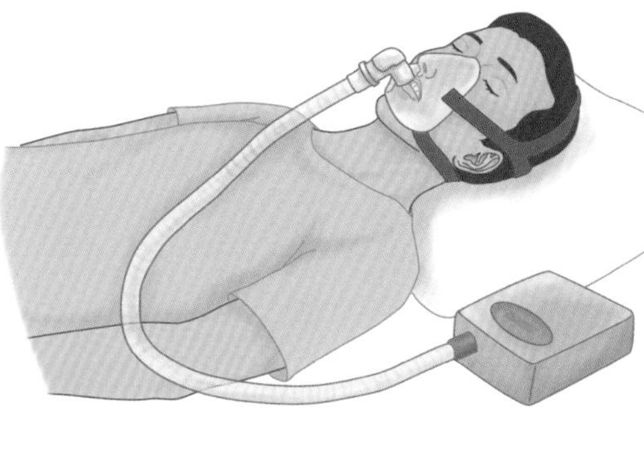

陽壓呼吸器主要配件

▲ 主要配件包括主機、連接管與面罩，睡眠呼吸中止症患者在睡眠時配戴陽壓呼吸器入睡

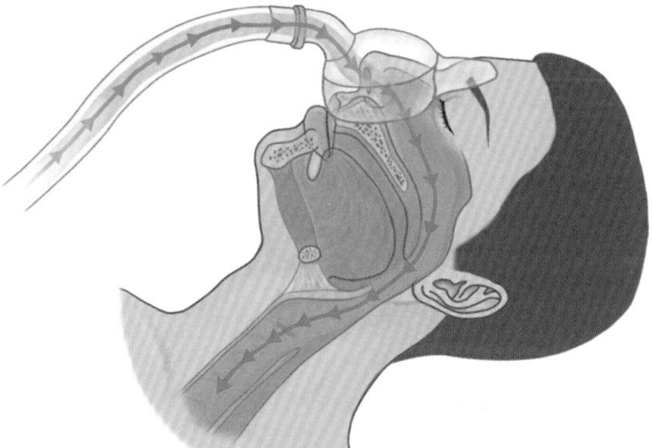

陽壓呼吸器治療原理

▲ 主機以正壓氣流從鼻腔持續吹入呼吸道，形成連續氣柱，避免呼吸道塌陷與阻塞

不再半夜醒來，不再擔心突然猝死

醫生的責任不僅只是解釋病情與治療方法，更重要的是鼓勵病人，給予信心。通常，我不傾向說呼吸器要戴一輩子，而是將它視爲「輔具」來解說，如同配戴眼鏡的道理，又像是腿部骨折打石膏之外還要拄拐杖，等到肌肉鍛鍊夠強壯、骨骼也恢復了，就不再需要枴杖。戴呼吸器也是這樣的道理，有些狀態例如患者過於肥胖，呼吸道空間受到擠壓；或是呼吸道的肌肉力量不足，都有必要戴呼吸器，以確保睡眠中呼吸的順暢性。若是生理狀況能調整良好，再次經過睡眠檢查評估，確認睡眠呼吸中止的情況已明顯改善後，的確有機會不用每夜都戴呼吸器。

正確的醫療解說，應將呼吸器視爲「階段性最有效的輔具」，才不會讓病人感到憂鬱、沉重絕望，誤以爲是像急救場景非得戴上的氧氣罩。病人接受度高，才會遵從醫囑，發揮最佳的治療效能。況且，配戴陽壓呼吸器是成人睡眠呼吸中止症的標準治療法，沒有侵襲性，所以必須向病人解說清楚，優先考慮配戴。

氣流開「道」吹出一條活路——呼吸器治療原理

陽壓呼吸器又稱爲持續性氣道正壓呼吸器（Continuous Positive Airway Pressure，簡稱：CPAP），運作原理是在呼吸道給予連續性的正壓空氣氣流。我們一般在睡覺時，呼吸道的肌肉會放鬆，無法撐住鼻咽、口咽與下咽等空間，導致發生塌陷而堵塞呼吸道，進出的氣流因而減少或停止。

陽壓呼吸器配有軟管，一般從鼻腔持續吹氣進去，將呼吸道撐開，形成連續氣柱，讓呼吸道裡的軟組織不振動、不塌陷，睡覺時就不會打鼾、不會發生呼吸中止的情況。若氣柱是間斷式、斷斷續續地吹氣，那麼只有在氣流通過時氣道才會打開，這樣是沒有幫助的，所以視阻塞情況，調整適當的氣流壓力很重要。

呼吸器目前沒有健保給付，價格依性能與配件而有所不同，約三至一〇萬元不等。有些強調人體工學的面罩設計，配戴較爲舒適。氣壓方面，也有定壓或是自動調整兩種設計：「定壓式」機器因壓力固定，不會隨睡眠中呼吸道氣流的變化而作調整，戴起來比較不舒服；「自動調整式」則可隨呼吸道氣流與阻力的變化，自行調整到能撐開並穩定呼吸道的最適合壓力，配戴較爲舒適。

哪種呼吸器面罩比較會生「氣」？三種類型效能評比

常見的三種呼吸器面罩

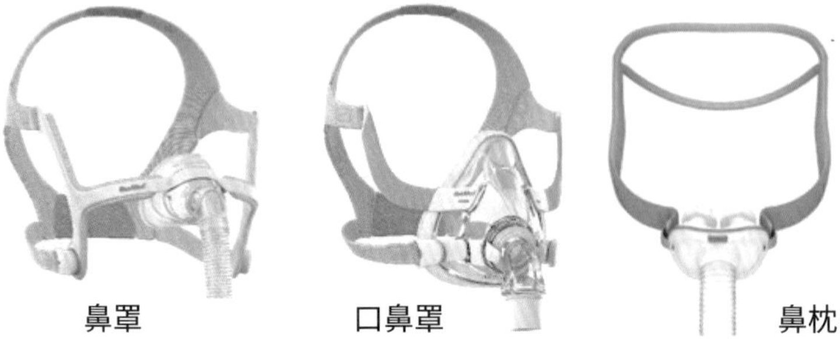

▲ 呼吸器面罩分為鼻罩、口鼻罩與鼻枕（由左至右圖）三種型式，臨床上各有其適用對象與優先順序

呼吸器面罩種類試用建議

優先試用	第二方案	第三方案
鼻罩呼吸器	口鼻罩呼吸器	鼻枕呼吸器
臨床上會建議患者先試用「鼻罩」呼吸器	若張口呼吸情況無法改變，就改使用「口鼻罩」呼吸器	若是使用面罩會感覺壓迫反而無法呼吸，建議使用「鼻枕」呼吸器

呼吸器的主要配件組合包括：一台主機，接上一根管子，再連接一個鼻罩或是面罩。當鼻罩或是面罩套在臉上時，機器將空氣吹出，經過管子進入鼻罩，再進入鼻腔與呼吸道，持續的正壓氣流會將軟顎與舌頭推向前方，同時也能避免側咽壁塌陷，讓吸進的空氣都能順利抵達聲門與氣管。

呼吸器最重要的部件是罩子，有三種主要型式：鼻罩——主要是圈罩住鼻部；口鼻罩——圈罩範圍包括鼻子及嘴部；鼻枕——僅有兩根短管置入鼻孔。

鼻罩：輕巧方便，但怕嘴開開呼吸的人

從鼻子吸入空氣，屬於正常自然呼吸，但使用鼻罩呼吸器的人，若是有鼻部堵塞的問題，一定要先以藥物或體質調理來改善，才能增加呼吸器的使用效率。若是習慣張口呼吸的人，在鼻塞問題解決後，建議睡覺時將嘴巴以止鼾膠布貼住，避免從嘴巴漏氣出來。鼻罩的體積較小，使用上較方便，在台灣市場上流通最普遍。

口鼻罩：有幽閉恐懼症需避免

有些鼻塞患者習慣嘴部張開呼吸，無法用膠布貼住嘴巴，若使用鼻罩將氣吹入，吹進鼻腔的空氣又會從口腔漏出來，無法形成氣柱來撐開阻塞的呼吸道，因此沒有效果。使用「口鼻罩」的款式是比較適當的做法。缺點爲萬一患者有幽閉恐懼症，同時罩住鼻部與嘴巴，患者心理上會有負擔，有些患者甚至會感覺無法呼吸，這種情況就不建議配戴此款。

另外，容易張嘴呼吸的人，用口鼻罩容易把空氣一直呑進胃中，造成腹脹問題。罩子邊緣如鼻根處若未服貼，也可能會漏氣，一旦漏氣，氣流往上吹，就容易造成眼睛乾澀；還有一項缺

點，就是此款式的管路體積較大，睡覺翻身時可能移位，也會增加漏氣的機會。

鼻枕：無罩式通氣管

鼻枕式呼吸器沒有面罩，只有兩根管子直接將空氣吹入鼻腔，因爲沒有罩子壓迫臉部，沒有壓跡，比較舒適。若是幽閉恐懼症患者，使用起來也比較不會有心理壓力。但是因爲管子較細，所以氣體壓力不能太高，否則直接吹氣進入鼻腔，容易乾澀、流血。而且要注意：兩根管子在睡眠時長時間壓著，接觸上嘴唇可能容易造成破皮，可在睡前先調整好鼻管位置，或自製薄護墊提升舒適感。

醫病QA ❶

病患充滿疑慮時：「呼吸器真的要戴一輩子嗎？」

近年醫療已邁向精準治療的高標水準，也就是強調所謂的**「個人化醫療」：即根據每個人的病況和身心條件，醫生會建議先戴呼吸器治療，或是進行手術。但整體來說，成年人的黃金治療第一線方式，仍應考慮無侵襲性的呼吸器治療**。若眞的戴不住、效果不好，才考慮替代或救援療法，例如手術。醫生不只應具備治療順序的邏輯知識，更重要的是專業的溝通能力，讓病患能了解睡眠呼吸的生理與病理，克服戴面罩的不適之後，病患都會有明顯的症狀改善（如不再打鼾，白天精神變好），這樣可以提高使用呼吸器的動機，讓病患持續使用下去。

呼吸器最適合「不想開刀」的病患

醫病雙方在討論治療方法時，不少病患會對醫師說：「最好能不開刀就不開刀」，對於堅持不開刀、害怕開刀的族群，其實更應優先考慮配戴陽壓呼吸器，這種不具侵襲性的治療方法可優先做介紹。而且，醫生也需要教導病患生活和生理上的自我健康管理，這樣戴呼吸器的使用效果會更好。

醫病QA ❷

病患感到困惑時：「都睡不好了，怎麼可能還戴個東西入眠？」

患者擔心戴呼吸器會睡不好，要從醫療方法的技術面來調整，提高患者的接受度，例如病患較胖、呼吸道空間很窄等生理條件阻力大，氣流無法順利吹入呼吸道，那麼就應配合減重或先改善鼻腔通暢度。有些人戴著呼吸器睡覺會覺得不舒服，有時還會漏氣，那麼就應尋找適合東方人臉型尺寸的款式，減少不舒適與漏氣的情形，並注意長期吹氣會不會造成鼻腔、口咽腔過於乾燥。有些病患合併有失眠或焦慮問題，可以配合藥物使用，以協助入睡。

● 雙極正壓：氣喘、肺病、心臟衰竭患者適用

另有一種陽壓呼吸器爲雙極正壓，適合患有心臟衰竭或達到療效的正壓太高（如超過十五）的人使用。這類病人若給予連續正壓時，會因爲心臟與呼吸道力量不夠，吐氣吐不出來，所以需要輔助的力量，「雙極正壓」特點在於：病患吸氣時，機器會給予多一點壓力；吐氣時機器會自動降壓，這樣病患就能順利吐氣。這款也適合氣喘較嚴重、慢性阻塞性肺病（COPD）等肺部有問題與換氣不良的人使用。

醫病QA ❸

病患難以抉擇時：「該作手術或戴呼吸器呢？」

【療程比較】陽壓呼吸器優劣勢分析

患者條件	優勢	劣勢
年紀	中年以上的人（戴呼吸器的動機比較強）	年輕人（要長年戴呼吸器的動機較弱）
臨床症狀	白天精神不好、嗜睡者（戴呼吸器可改善其困擾，直接正向的生理回饋，讓患者有很強的動機願意戴下去）	單純打鼾（戴呼吸器比較無感）
嚴重度	中、重度病患（呼吸器能降低併發症並改善病情，一舉兩得效益高）	輕度病患（大多只想直接處理打鼾，戴呼吸器意願較低）
整體健康	曾經中風、心臟已放支架、氣喘或有重大內科疾病者	整體健康狀況相較良好者（配戴意願較低）
鼻塞情況	鼻道呼吸順暢者	鼻塞、張口呼吸者（需改善鼻塞或用全罩，順從度較差）

患者經常心中糾結，究竟要選擇手術，以侵入式治療俐落的解決問題；或是配戴呼吸器，有耐心的調整呼吸？

建議「先試戴呼吸器兩週」再評估

各種疾病的治療標準上，都有醫療規範與指引。對阻塞型睡眠呼吸障礙，會建議病人先嘗試配戴呼吸器。至於呼吸器或手術的抉擇，因爲醫療倫理考量，外科很少進行隨機、雙盲的對照實驗來做分析比較以爲選擇。許多內科治療，例如戴呼吸器與牙套可以進行比較：牙

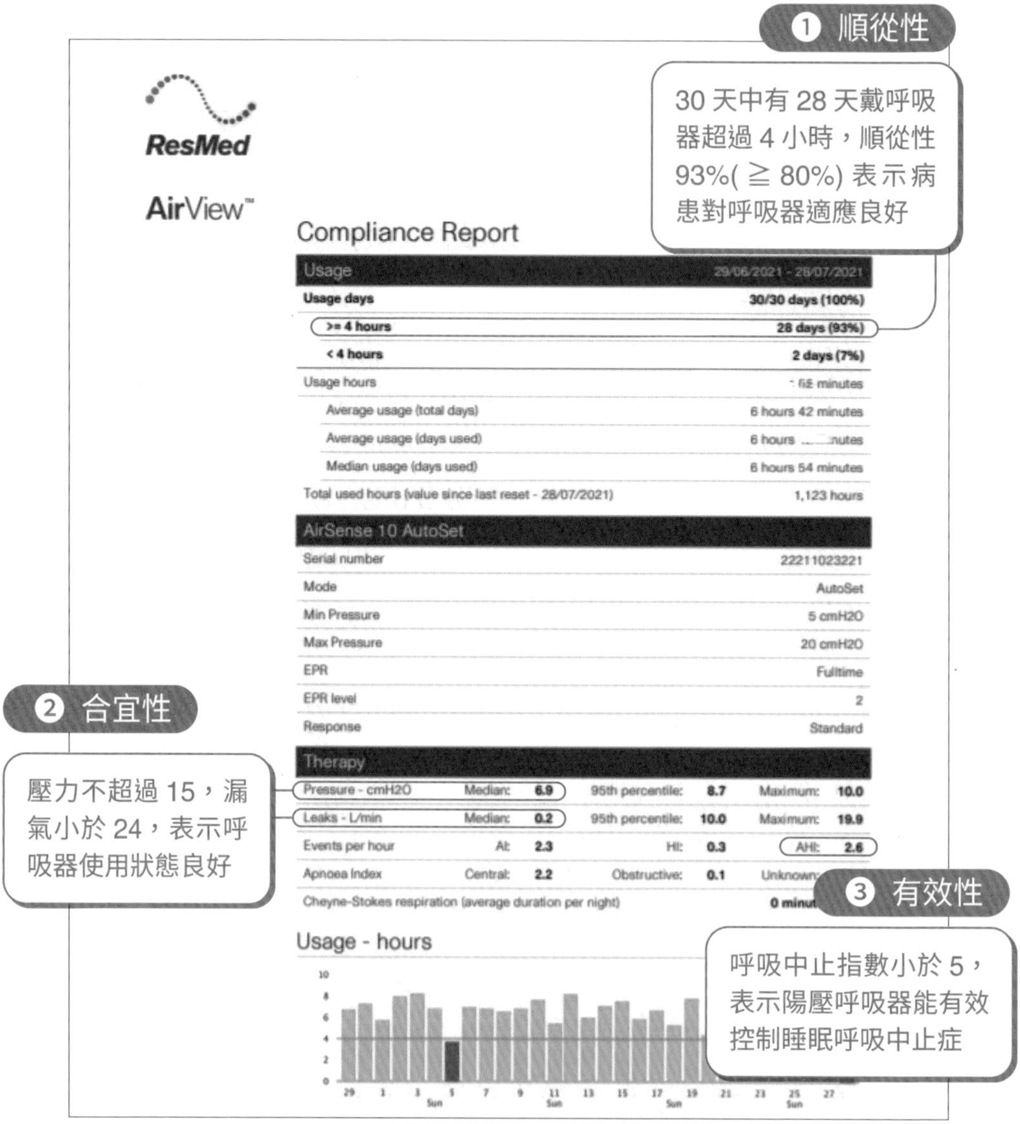

① 順從性
30 天中有 28 天戴呼吸器超過 4 小時，順從性 93%(≧ 80%) 表示病患對呼吸器適應良好
ResMed
AirView™
Compliance Report
Usage 29/06/2021 - 28/07/2021
Usage days 30/30 days (100%)
>= 4 hours 28 days (93%)
< 4 hours 2 days (7%)
Usage hours
Average usage (total days) 6 hours 42 minutes
Average usage (days used) 6 hours
Median usage (days used) 6 hours 54 minutes
Total used hours (value since last reset - 28/07/2021) 1,123 hours
AirSense 10 AutoSet
Serial number 22211023221
Mode AutoSet
Min Pressure 5 cmH2O
Max Pressure 20 cmH2O
EPR Fulltime
EPR level 2
Response Standard
Therapy
Pressure - cmH2O Median: 6.9 95th percentile: 8.7 Maximum: 10.0
Leaks - L/min Median: 0.2 95th percentile: 10.0 Maximum: 19.9
Events per hour AI: 2.3 HI: 0.3 AHI: 2.6
Apnoea Index Central: 2.2 Obstructive: 0.1 Unknown:
Cheyne-Stokes respiration (average duration per night) 0 minut
② 合宜性
壓力不超過 15，漏氣小於 24，表示呼吸器使用狀態良好
③ 有效性
呼吸中止指數小於 5，表示陽壓呼吸器能有效控制睡眠呼吸中止症
Usage - hours

陽壓呼吸器使用報告（參考案例）

▲ 使用測試報告，主要是用來決定是否以陽壓呼吸器為病患的治療方式，評估指標包括晚上使用超過 4 小時的天數為「順從性」；戴呼吸器後呼吸中止指數能否到正常值（＜ 5 次／小時）為「有效性」；使用氣流壓力與面罩漏氣的程度也都是觀察重點

套戴兩週後，再換成呼吸器；但是手術一旦開始，便無法回頭。所以，我通常建議患者先試戴呼吸器，就像是買衣服先試穿、看尺寸。想了解自己適不適合戴呼吸器，可以從呼吸器的使用報告與臨床感受三個指標來確定：

指標一 **順從性：**先從配戴兩週的報告來看，在這十四天內，使用呼吸器的天數及每日配戴超過四小時的天數若大於八〇%，表示病患適應的「順從性」好，呼吸器戴得住，這是最重要的因素。

指標二 **合宜性：**其次看壓力與漏氣，若使用的壓力小於15CmH2O，面罩漏氣不超過24L/min，通常表示呼吸器使用狀態良好。若是需要的壓力很高（超過15CmH2O），要考慮雙極陽壓呼吸器。漏氣明顯則要找出原因，克服此技術問題。

指標三 **有效性：**接著，再看配戴呼吸器的「有效性」，也就是戴上之後，呼吸中止指數（AHI）能否小於每小時五次（恢復正常）。表示陽壓呼吸器的氣流能有效吹開呼吸道，避免其阻塞。

指標四 **改善性：**最後，詢問病患自從戴了呼吸器以後，是否家人就說你不打鼾了，而且自己感受到白天精神變得比較好，睡眠品質也有明顯改善。

四項條件都達成，就表示該病人適合戴呼吸器，可以用這種輔具來治療其睡眠呼吸中止症。

口腔內部閉合，氣道空間擴大

二·負壓呼吸器（i-NAP）

前面介紹的陽壓呼吸器，是利用正壓將氣流持續吹入呼吸道，撐開塞住的組織以利呼吸通暢；而負壓呼吸器，顧名思義，就是在口咽部位抽盡空氣，形成負壓，吸住並穩定軟顎與舌頭，使後方的呼吸道空間擴大，達到呼吸暢通的效果。

吸塵器原理：負壓穩定軟組織，避免塌陷

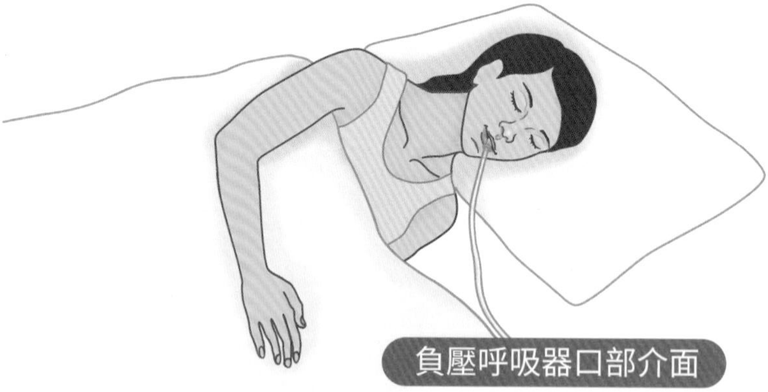

▲配件包括主機、口部介面組與集液袋。經醫師評估，部分睡眠呼吸中止症病患適合配戴負壓呼吸器入睡

負壓呼吸器的機器構造主要包括主機、口部介面組、集液袋。在口部介面組前端與口腔接觸的部位，有一個像奶嘴的管線讓嘴巴含住、牙齒咬著，前端短管會在口腔中，後方透明管透過儲液槽再接到主機，原理近似吸塵器，會抽吸口腔內的空氣，讓口腔內形成負壓狀態，軟顎跟舌頭便會黏合並前移，後方咽部空間就被打開、變大了，不至於在睡覺時塌陷。

要能成功使用負壓呼吸器很重要的前提爲「鼻子要通暢、嘴巴要閉合」，否則無法形成口內負壓，就失去了治療效果。

該「直直衝」還是「留退路」？組織過大、身材過胖難消風

與陽壓呼吸器不同的地方在於：負壓呼吸器在口腔空

負壓呼吸器治療原理

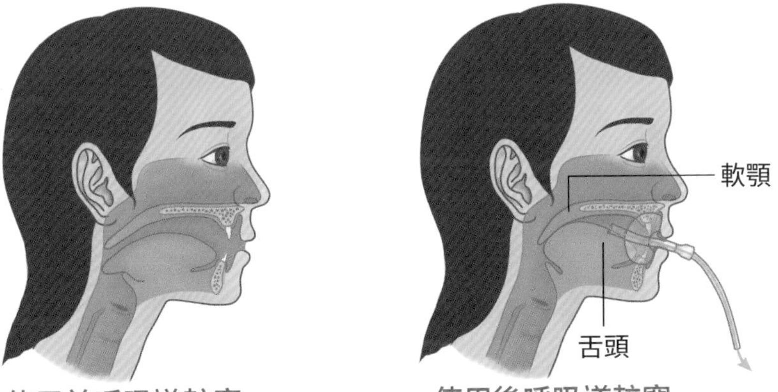

使用前呼吸道較窄　　使用後呼吸道較寬

▲ 經由舌頭上方的短管抽掉口腔內空氣，讓口腔內形成負壓，軟顎與舌頭黏合前移，咽部空間因而擴大，病患得以經鼻正常呼吸

間形成穩定的負壓狀態後，便會暫停運轉，不再抽吸空氣；而陽壓呼吸器的主機則是會一直運轉，吹入氣流，持續都有微弱的機器運轉聲音。

藉著管子抽吸空氣形成負壓，軟顎與舌頭等軟組織會往前移動，後方呼吸道因此能順暢許多，減少了睡眠呼吸的阻塞問題。再者，軟顎與舌頭穩定黏合，彼此不隨氣流進出而振動，也降低了鼾聲。但臨床上也發現：舌頭太大、身形肥胖者，會比較不好抽吸，除非將吸力調高、讓負壓升高。但是與陽壓呼吸器相同的問題是：當壓力太大時，患者常會感覺不舒服，因而不想使用。此外，舌扁桃腺極度肥厚增生，以及會厭軟骨會塌陷的患者，使用負壓呼吸器的效果較不理想。

「它」罩得住你！試用找出最舒適的呼吸器

以治療效果而言，陽壓呼吸器較強而有力，但有時患者不習慣配戴，此時可以試著轉換成負壓呼吸器，讓病人多一項選擇。

無論是陽壓呼吸器或負壓呼吸器，長期配戴後，若是體重減輕、生

【療程比較】負壓呼吸器 VS 陽壓呼吸器

	負壓呼吸器	陽壓呼吸器
治療效率	較低	較高（尤其病情較嚴重的患者）
病人舒適度	較高	較低

理改善、精神變得比較好，造成打鼾與呼吸中止的負面因素都去除之後，經由醫師評估可能得以不再配戴。惟呼吸器的最大目的並非治癒疾病，而是改善生活與睡眠品質，並且避免重大的合併症發生。

客製化「下顎＋舌頭＋口咽」前移緊張法
三・牙套矯正器（MAD）

口內止鼾牙套（Mandibular Advancement Device，簡稱 MAD）是一種口腔內的止鼾裝置，會將下顎前移，舌頭也會被牽引挪前，同時側咽肌肉也被拉緊，呼吸道空間因此穩定變大。

【療程比較】陽壓呼吸器 VS 牙套矯正器

	陽壓呼吸器	牙套矯正器
價格	較貴，約 3 至 10 萬元	較便宜，約 1.5 萬元起
舒適度	較不舒適	較舒適
長期使用率	較低	較高
對睡眠呼吸中止的改善	良好（特別是重度患者）	比較適合輕、中度患者
牙齒健康	有牙周病、缺牙等牙齒問題並沒有配戴禁忌	有牙科疾病患者需經牙科醫師評估是否適合
磨牙	沒有幫助	可減少磨牙

配戴簡單，適用單純打鼾、輕度睡眠呼吸中止

結構上來說，舌頭與軟顎之間有連結，所以，像牙套等口內裝置，將下巴與舌頭往前挪移時，也有前移並穩定軟顎的作用。配戴時外觀看起來就像戽斗一般，不過，下巴往前延伸有其限度與不適感，所以，此方法對重度睡眠呼吸中止的患者有其限制；而輕度睡眠呼吸中止症，或是單純打鼾的病人比較適合施作。

另外，過胖的病人因爲牙套拉力效果有限，口咽空間又太擁擠，如舌頭很大或扁桃腺很大的人，也比較不適合此種方式。

使用過久後遺症：戽斗、咬合不正、顳顎關節痛

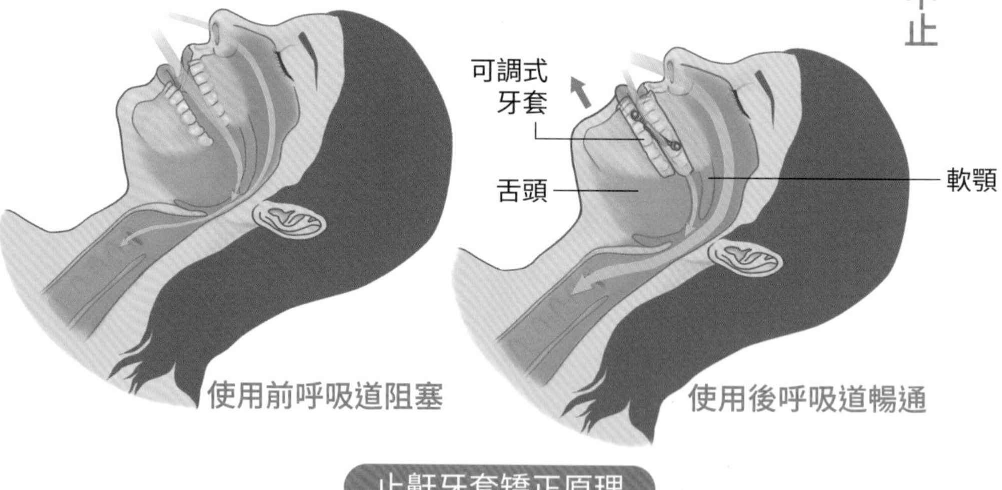

止鼾牙套矯正原理

▲藉由特製牙套口內裝置，讓下顎前移牽引舌頭往前，側咽壁與軟顎亦被拉緊，因而擴大呼吸道，減少軟顎振動改善打鼾

以牙套裝置將下巴往前拉時，嘴巴不能留太大的縫隙，否則還是會造成打鼾，而且要先確定鼻子通暢，有鼻塞且張口呼吸的人，需先行治療鼻塞。戴牙套矯正器睡覺，持續牽引六至八小時，初期顳顎關節難免會痠痛、口內破皮、口水較多容易嗆到，長期下來可能會影響咬合、受力牙齒變形，這些因素亦需列入考慮。

諮詢牙醫再決定：牙周病、牙根不穩、齒列不齊多考慮

許多患者在試戴過牙套一段時間後，因爲感覺不舒適，或隔日下巴無法縮回，便要求停止配戴。曾有研究針對七十七位至少已配戴四年的患者進行電話訪談，結果顯示：大約三分之一的受訪者願意繼續使用；三分之二的患者不想再使用。

長期而言，使用此治療法需要追蹤牙齒排列結構是否改變，原先就有牙周病或牙齒鬆脫、牙根不穩、顳顎關節障礙的人，建議先請牙科醫生評估是否合適，再決定訂製牙套。

四．鼻部手術（Nasal Surgery）

睡眠外科手術中，鼻部手術十分常見。患者通常鼻塞及打鼾情況都很嚴重，使用鼻噴劑藥物或生理自療健康管理都未見改善，且有明顯的鼻部結構異常時，就會考慮做鼻部手術。而鼻塞與打鼾的關係在於：當鼻子堵塞，鼻腔阻力就會增加，病患需用力吸氣，使氣流快速通過狹窄的空間，周圍的軟組織（如軟顎）就容易振動。而嚴重鼻塞的病患，只能代償性的張口呼吸，在睡眠中，呼吸氣流直接振動軟顎，因而打鼾更加嚴重。

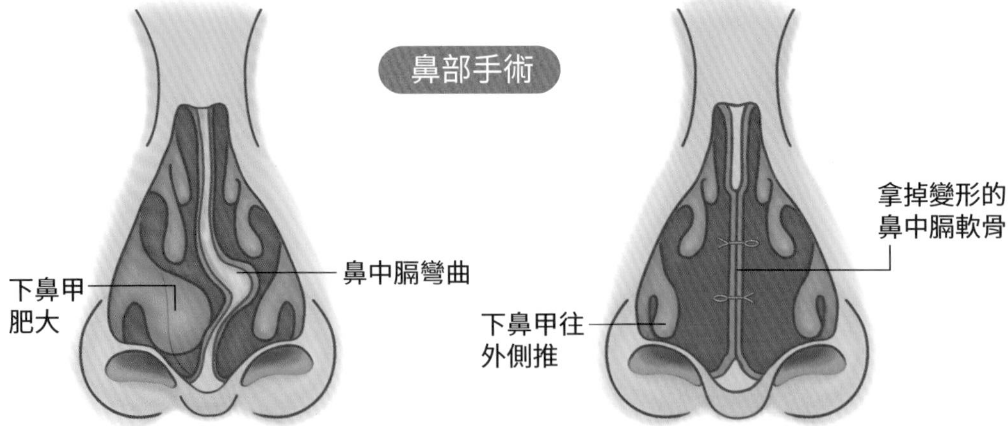

▲ 手術前：鼻中膈彎曲與下鼻甲肥大，造成鼻道阻塞

▲ 手術後：鼻道空間擴大，改善了鼻塞，也減少張口呼吸的問題

主要手術部位：下鼻甲與鼻中膈

鼻部手術中最常動刀的部位是下鼻甲及鼻中膈：下鼻甲太肥厚、鼻中膈彎曲導致呼吸道空間變小，這兩類都可用門診或住院手術的方式來完成。

麻醉方式現在多半爲全身麻醉，病人清醒後也無太多不適感，術後六小時便可正常進食。手術過程會進行鼻中膈矯正，將下鼻甲外移，使內部空間擴大，空氣得以流通順暢。鼻腔中的黏膜具有三種重要的生理功能：潮濕、加溫與過濾，所以，手術過程中要小心保全其完整性。

改善鼻塞，可提升陽壓呼吸器使用效果

鼻塞會加重打鼾程度，進行鼻部手術能明顯改善鼻塞，同時，也能減少部分打鼾，白天精神狀況亦能有所改善，從嗜睡量表ＥＳＳ的檢測結果，即可得知病人明顯變得精神比較好。不過，可惜的是即便改善打鼾了，但是睡眠呼吸中止指數，並不會顯著減少，其原因是引發睡眠呼吸中止的核心位置，一般是位於咽部；鼻塞則是使其變本加厲、更加嚴重，但並不是造成呼吸中止的關鍵。因此，鼻部手術的目的是在改善病患的打鼾症狀，以及有助於陽壓呼吸器的使用順從度，

而不是在治療睡眠呼吸中止症疾病本身。

若希望改善睡眠呼吸中止症，可在鼻部手術後戴呼吸器或止鼾牙套，或是執行包括鼻部的多位階氣道手術。

五・顎部手術（Palatal Surgery）

八成以上打鼾發生在軟顎

有些患者會從網路上搜尋資料，得知可以在軟顎放置支架，或是以汽化棒燒灼懸雍垂的治療方式來改善打鼾，但是，並無法判斷自己究竟適不適合這些治療法？所以，一定要到門診與專業醫生作討論。

以顎部手術治療打鼾與睡眠呼吸中止症，從一九八一年開始，至今已有四十年，技術步驟歷經多次修正，現在仍是最常被使用的睡眠外科手術。原因在於：軟顎是打鼾振動的最主要部位，**所以要動手術改善打鼾、睡眠呼吸中止等問題，處理軟顎部位是基本的起手式。**

「聽診」手術情報：從鼾聲振動判斷問題部位

前述章節曾經說明：不同音頻的鼾聲，代表不同組織部位出問題，例如軟顎振動發出的鼾聲屬於低頻，舌根振動鼾聲爲高頻，扁桃腺與會厭軟骨則是中頻。手術會對應打鼾振動的音頻和部位來做分類。

手術前經過理學檢查、X光檢查、內視鏡檢查後，就能大致判斷是哪個組織部位發生阻塞，若已知懸雍垂太長造成打鼾，或是因爲後柱太寬、扁桃腺太大等原因，各有不同的治療方式，手術治療原則就是將過長的組織縮短、過鬆的組織拉緊固定、增生的組織加以切除、過窄的組織將其懸吊擴大。依據此原則聚焦處理，可大幅降低術後的後遺症，效果會比較好，鼾聲也會明顯減少。

汽化棒消融及射頻消融：傷口小且不易留疤

支架手術，是一種植入式的手術，作法是在軟顎放入三根支架，支撐軟顎減少其振動與塌

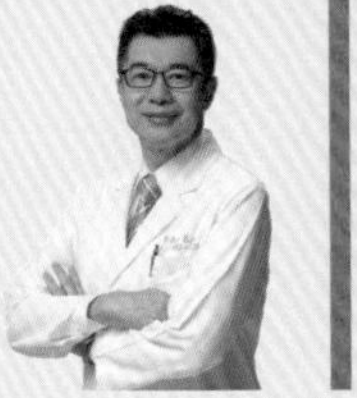

顎部手術前對焦處理 有效避免後遺症

手術前必須先經過理學檢查、X 光檢查、內視鏡檢查後，才能診斷出呼吸道阻塞的部位和程度，若已知懸雍垂太長，或是因爲後柱太寬、扁桃腺太大等原因造成打鼾，各有不同的治療方式，例如：將過長的組織縮短、過鬆的組織拉緊固定、增生的組織切除、過窄的組織懸吊擴大，或使用汽化棒、射頻等黏膜下燒灼方式，皆有助術後避免後遺症，且鼾聲會大幅減少。

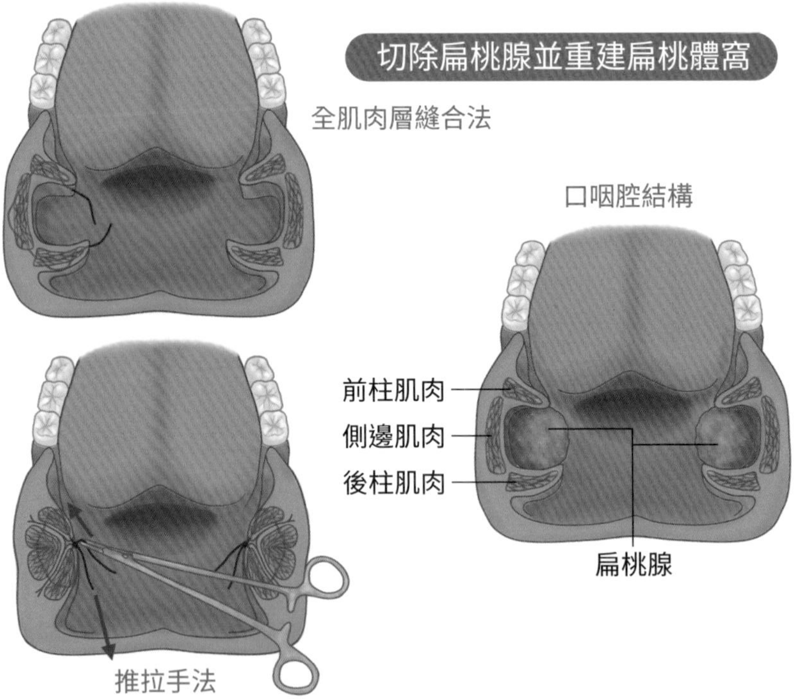

▲ 早期手術在切除扁桃腺後，僅縫合前柱與後柱肌肉，會造成舌根後移，壓迫呼吸道空間。現已改良將側邊肌肉、前柱與後柱一起縫合並重建，舌根就不會往後移位

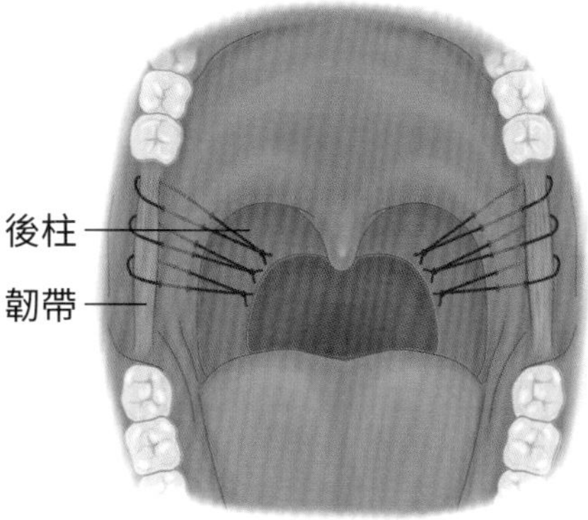

▲ 全方位的軟顎懸吊

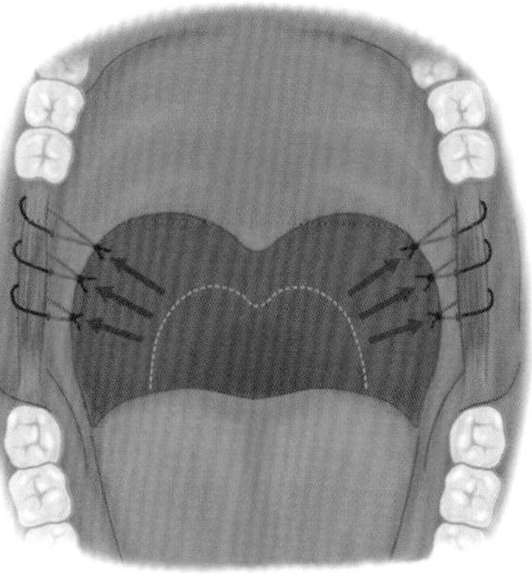

▲ 有效擴大顎後空間

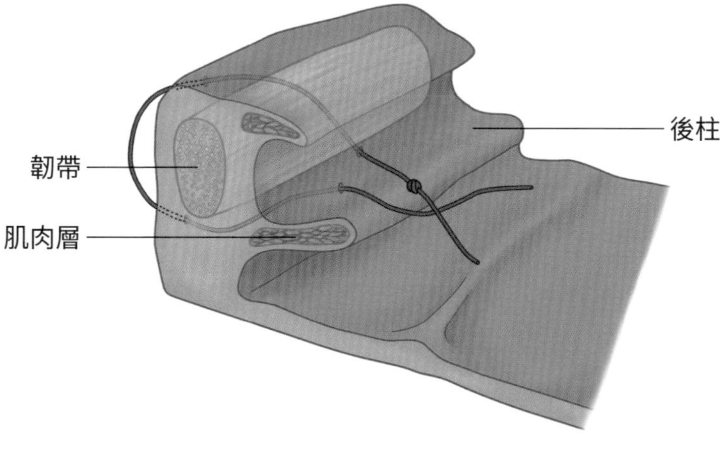

▲ 黏膜下的懸吊方式：縫線繞過韌帶固定，將軟顎懸吊拉起

軟顎懸吊手術的原理

陷，術後可視同爲硬顎的延伸。此種手術通常適合輕度患者，不過目前全球唯一製造的醫材公司已不生產這類商品。

曾經也有醫生使用雷射方式，將過長的組織利用燒灼方式來縮短，但因爲會形成疤痕，組織收縮的結果，空間反而更小，因而影響效果，加以結疤組織變硬，病患吞嚥時常有異常感，所以後來以此方式進行治療的情況大爲減少，只做部分縮小的手術案例。

近期較多醫生使用的是汽化棒、射頻，即是將儀器末端插入組織後加溫，在黏膜下燒灼以消融脂肪並緊縮肌肉，也能有一定的減鼾效果。惟視病況可能需要多次治療，同樣也較適合輕度、不肥胖的患者。

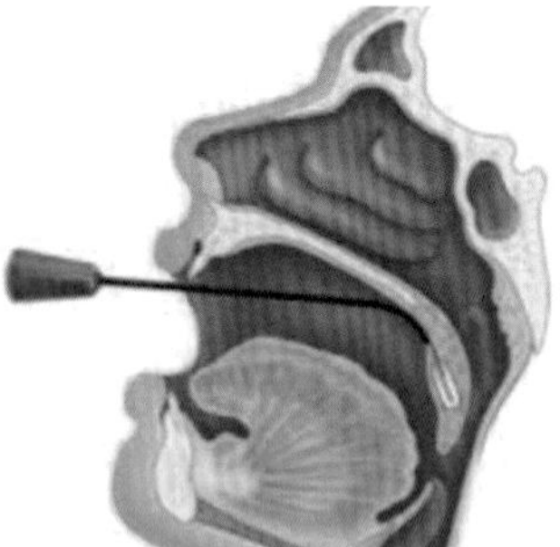

軟顎汽化棒消融手術

▲將汽化棒插入軟顎，在黏膜下作燒灼，使肌肉結疤收縮，減少振動，因而改善打鼾

六．舌部手術（Tongue Surgery）

有些患者的舌頭比較肥厚寬大，若在門診當中聽到醫生說要切除部分舌頭，多半驚嚇有餘，像是看到地獄勾吊舌頭場景般的恐怖。

❶舌根正中切除術：專治「舌頭大」，不是「大舌頭」喔

其實從結構上來說，舌頭較大的人，睡覺的時候會向後向下塌陷而堵塞呼吸道，這種情況可以採行雷射、電燒或汽化棒的治療方式，將舌頭後方的兩個舌扁桃體切除，使舌頭組織的體積縮小，換取呼吸道的空間增加。現在多以汽化棒取代傳統雷射或電燒，因爲兩者疼痛感差別很大，汽化棒屬低溫療法，術後疼痛度較低，但舌扁桃傷口出血的機會較高。

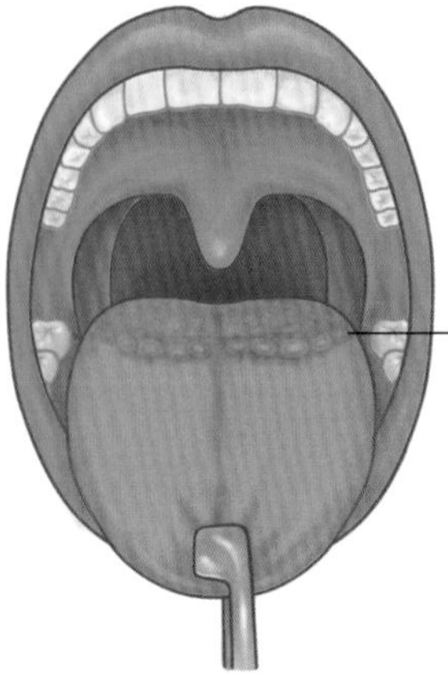

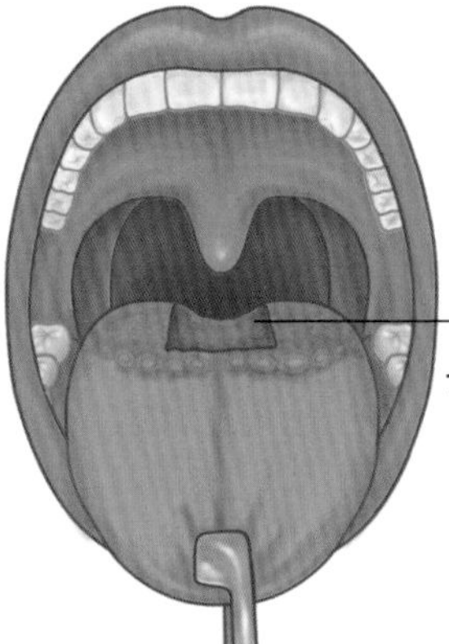

舌根正中切除術

▲ 使用配套器械將舌根中間作部分切除，以擴大舌後空間

❷ 舌根懸吊法：舌肌力太弱下墜堵塞，就靠「拉提法」

有些人未必是舌頭太大或舌扁桃肥厚，有時可能是下巴內縮合併舌頭的肌肉力量太弱，所以很容易下塌堵塞呼吸道，這種情況，可以用懸吊的方式將舌頭後方提起，往前固定於下頷骨，防止舌根後部在睡眠當中往後墜，以保持睡眠時呼吸道的通暢，同時改善打鼾與睡眠呼吸中止症。

舌根懸吊法目前已改良至「經口」手術，不會在頸部留下疤痕。對於小下巴或下巴內縮的睡眠呼吸中止症病患，舌根懸吊法提供了正顎手術外的另一種選擇。

❸ 舌頭整合式手術：全舌瘦身，整體減積治療法

睡眠中舌頭阻塞呼吸道的情況，可能是舌體、舌根或兩者都有，只處理舌根並不完全，通常「舌頭大」的患者多是整個舌頭都肥大，因此需要全舌瘦身來減積。我們兩年前開始推行此種手術，運用等離子汽化棒，對舌頭不同部位做各別性的處理：例如舌體肌肉做燒灼緊縮、舌根脂肪

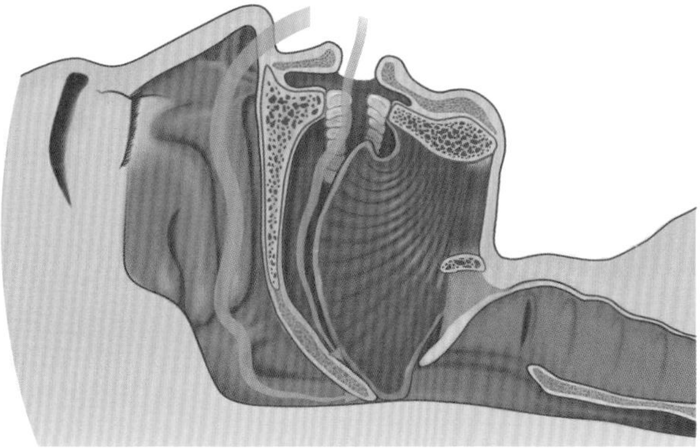
懸吊前呼吸道阻塞，氣流不通

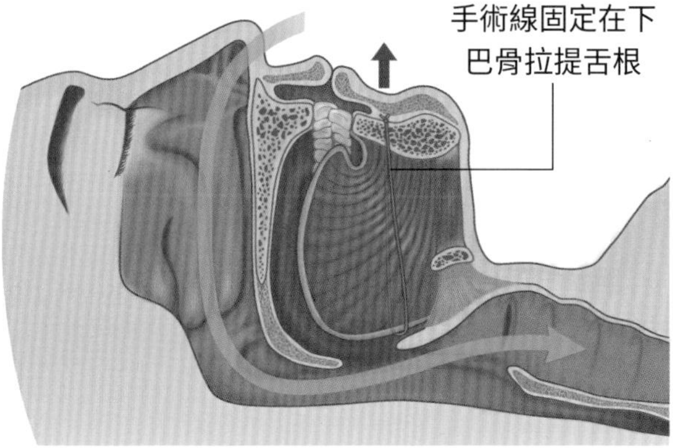

懸吊後呼吸道擴大，氣流通暢

舌根懸吊術

▲ 將舌頭藉由黏膜下的懸吊，固定於下顎，減少平躺時後滑下墜阻礙呼吸道空間

做減積消融、舌側肥厚做局部塑形、舌扁桃體做汽化切除。這些符合原本生理特性的微創手法，大爲減少術後不適與併發症，也提高了整體療效。

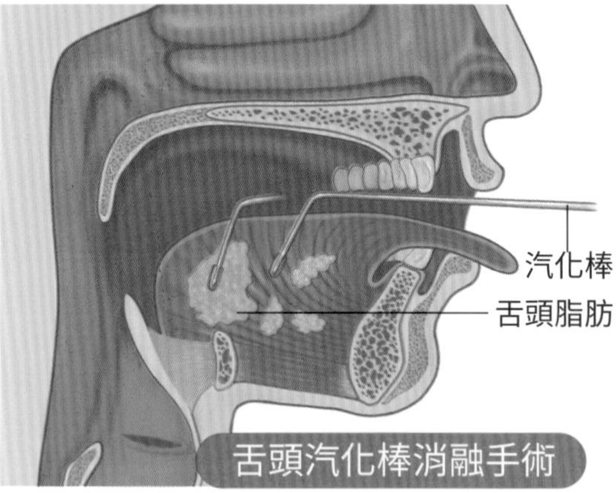

▲ 將汽化棒插入舌體作肌肉燒灼，插入舌根作脂肪消融，因而緊縮舌頭，改善打鼾與睡眠呼吸中止

七．達文西機器手臂手術（da Vinci Surgical System）

3D視野無死角，更靈活、更準確

達文西機器手臂系統，可說是目前最先進的機器人輔助微創手術系統，近幾年來，外科醫師如婦產科、泌尿科、耳鼻喉科、胸腔外科、整形外科、兒童外科、心臟外科及肝膽腸胃等相關手術應用，都呈現逐年上升的趨勢。

我的醫生是機器人？AI人工智慧，細節手術更精準到位

達文西機器手臂是透過內視鏡機台來操控，應用在睡眠呼吸中止症的手術上，其優勢在於手術中呈現3D視野，與一般內視鏡2D視野不同，最大差別在於景深，對過去不好施作的部位，例如手術視野不佳的舌根部位，現在可以看得十分清楚，讓手術操作更爲細膩精準。

舌根、舌扁桃肥大主要手術

達文西手術還有一項強大的優勢，就是機械手臂自由度高，可以達到無死角的切除，對患者術後功能傷害較小。目前較適合的手術對象是舌扁桃肥大、舌根肥大的患者，治療效果卓著。

▼藉由機器手臂，在三維空間監視下準確切除舌扁桃

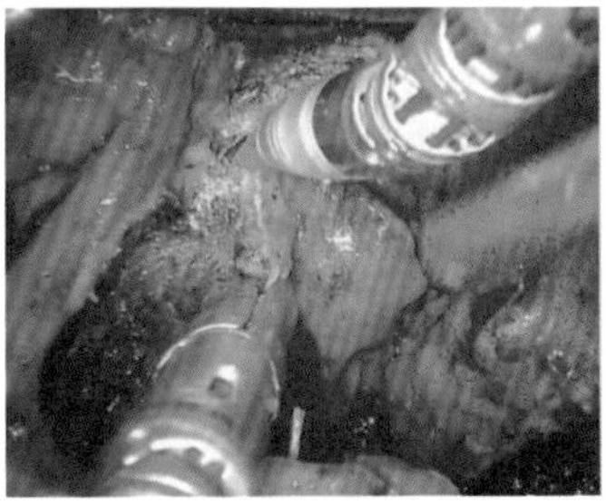

達文西手術

完整保留生理組織分工

八・整合式手術（Hybrid Surgery）

切除「多餘組織」擴大空間？危險的割地迷思

人體有些生理功能會因爲組織被切除而喪失、減損，甚至造成併發症。以軟顎的基礎功能爲例，原本包括了打開呼吸空間、共鳴構音、吞嚥時關閉以阻止食物進入鼻腔；另外，軟顎中還有腺體，具有潤滑的作用，咽喉會變得比較潮濕、潤滑。如果爲了擴大口咽空間而將軟顎切除，雖然呼吸空間可能變大，但從此喝水會嗆到鼻孔，且講話時共鳴會太大、鼻音過重、發音不清楚，構音會有障礙。

我們注意到這些惱人的問題會造成患者對軟顎手術怯步，所以自兩、三年前開始，率先提出符合原本生理機能，對不同組織採用不同處理方式的手術作法，幫病患進行生理性的重建，保留其組織，不影響身體的正常機能。

以「懸吊法」、「局部消融」減少切除面積，保留完整生理功能

整合式手術（也可視爲 tissue specific 及 synergistic 協同式，或稱爲生理性的協調手術），施作時，口內空間一樣要擴大，對扁桃腺予以摘除；對脂肪組織採取消融縮小體積，肌肉就採懸吊以擴大呼吸道，黏膜則盡最大的程度保留避免傷害，例如完整保留其潤滑等功能。觀念改變後，呼吸道空間的擴大，就不是單純用切除的破壞性作法，而是在改善呼吸功能的同時，也維持住軟顎吞嚥及發聲的基礎功能，與過去切除爲主的觀念迥然不同。

過去大量切除造成的傷口很大，用電燒止血也容易生成疤痕組織，吞口水時經常會碰觸到，咽部會有異物感，像刺一樣梗著，令病患感覺很不舒服。

疼痛度明顯降低！成功率高出一倍！

以術後疼痛指數來衡量，過去的切除法在術後經常非常疼痛，滿分若是十級分，大概會有八至九分的程度；但如果採用整合式手術，術後第一天大約三至五分，第二天大約可降至三分以下，患者多能接受，也減少了許多併發症。除了軟顎，其他部位也可以用這種方式取代切除法，

顎咽整合式手術
獲國家級醫療獎

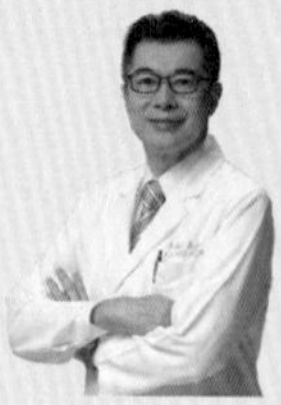

如同「料理」要依料而理，顎咽整合手術採用符合生理的微創重建方式，針對不同組織做個別處理，並強調黏膜完整保留，只針對脂肪減積消融、肌肉移位懸吊、扁桃腺汽化切除，術後疼痛度低、正常說話不必禁聲，恢復正常飲食與上班的時間都提早許多。

顎咽整合式手術榮獲 2021 年度國家臨床新創獎。

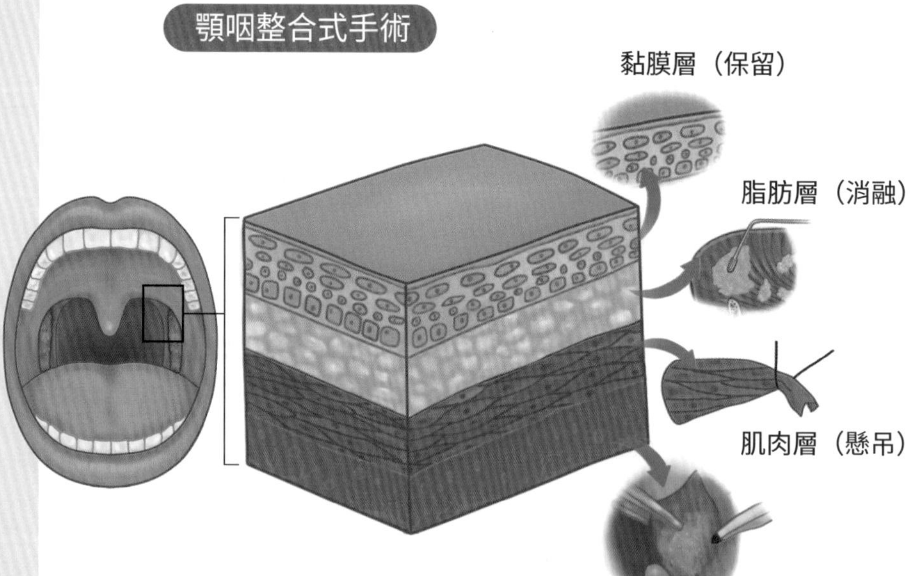

▲ 運用多元技術手法，消除阻塞問題的同時，保留維持住生理的重要機能

例如舌頭、鼻腔。患者的術後品質大爲提升，原本的恢復期需兩週以上才能恢復飲食，現在只需要一週便可正常飲食，出血量也極少。

從我們自己的研究統計來看，整合式手術成功率高達七十九％，與傳統切除術成功率僅四十一％相比，高出一倍，更重要的是：病人住院天數與回診次數都得以減少。曾經遇過一家之主的爸爸先接受整合式手術，覺得效果不錯，便催著兒子也採用這種手術方法接受治療，而這位兒子最後更拉著阿公一起做，形成一家三代都做整合式手術的特別案例。記得回診時阿公還說：「這個方法每賣（台語）喔！現在很好睡，醫生還叫我吃冰淇淋。」令人莞爾。

安全提升，一次到位

九．多位階整合式手術（Multi-Level Hybrid Surgery）

睡眠呼吸中止症病患在呼吸道的阻塞部位，很少是單一部位，大多都是多部位同時阻塞的問題。如同河道的壅塞可能在上游、中游與下游，經常不止一處，若分段整治則曠日費時。目前可選擇多位階同時手術治療，一次處理好多處部位的阻塞問題。

安全性及技術大幅提升

以往不執行多位階手術的原因，主要是在於安全性的考量，因爲早年對手術技術的控制不是很有把握。而現行醫療技術和儀器設備大幅精進，多位階的整合式手術日益成熟，對於有多處部位需進行手術的患者是很好的選擇。

一次手術，搞定多部位阻塞

整合式手術是以符合生理功能的方式，對不同的組織做個異性的手法治療，因此提高了安全性且更有效率。可以將整合式的手法，複合運用於鼻部、顎部與舌頭等多個部位，使各個組織能協同運作，讓具有多處阻塞的呼吸道能一次到位的處理，同時改善鼻塞、打鼾與睡眠呼吸中止多種問題。

多位階整合式手術，多部位疏通一次到位

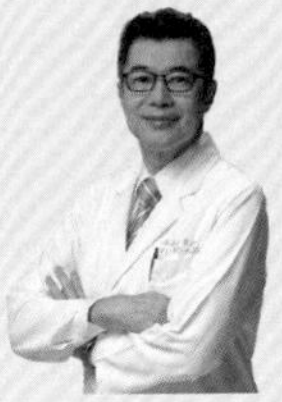

睡眠呼吸中止症病患呼吸道的阻塞部位，很少是單一部位，過去手術以切除為主，對組織傷害較大，因此須分開治療。如今用符合生理協同的多位階整合式手術，可把原來需分多次進行的手術如：鼻部、顎部與舌頭等多個部位，在安全監控下，一次性處理完畢，讓多處阻塞的呼吸道得到暢通。

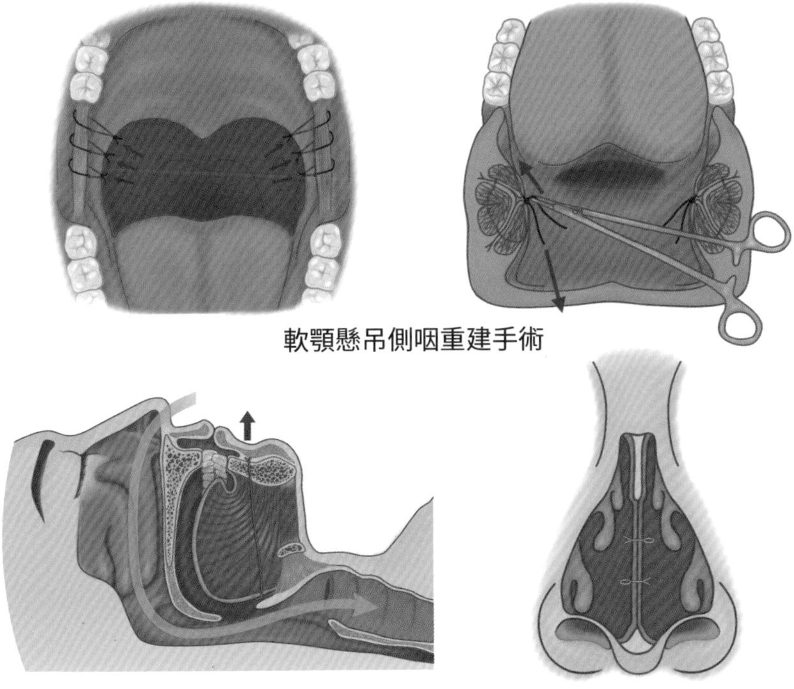

軟顎懸吊側咽重建手術

舌根懸吊手術

鼻中膈調整與下鼻甲外推手術

長庚首創，跨科別解決相關共病

十・混合式手術（Combined Operation）

混合式手術（Combined Operation）也稱爲合併式手術，是指在同一次開刀之內，進行兩種不同領域（跨科別）的手術任務。這兩種手術，都是爲了解決患者兩種相關的共病，尤其應用在打鼾、睡眠呼吸中止症同時併有重度肥胖的患者很適合。

肥胖是現代人常見的問題，經常會合併患有「阻塞型睡眠呼吸中止症」。研究統計顯示：身體質量指數BMI每增加一，罹患此

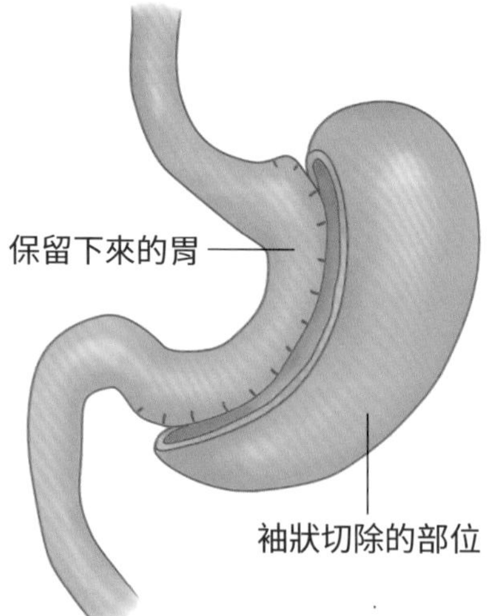

胃袖狀切除手術，為肥胖減重手術

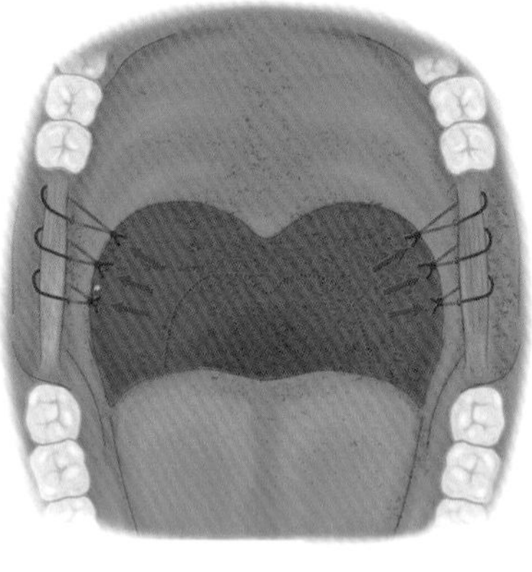

軟顎懸吊手術，為呼吸道阻塞手術

混合式手術（範例一）

▲ 結合減重手術與呼吸道手術，合併於同一次手術中進行

病的危險比例就會增加一．一四倍。呼吸道手術並沒有辦法減少頸部與腹部脂肪，但氣道空間與呼吸調控都會受到脂肪的壓迫限制，可以說「肥胖」一直是呼吸道軟組織手術失敗的重要原因。

過去若是遇到睡眠呼吸中止症併重度肥胖的患者，醫師通常只會建議他（她）戴呼吸器，不做手術。但是若病患戴不住，就很傷腦筋。肥胖病患同時併有鼻子過敏、扁桃腺肥大、張口呼吸等問題的比例比想像中更多，加上潛在狀況例如心跳過快、憂鬱、失眠等身心問題，這些都不利於呼吸器的使用。這些因素，促使著我們想方設法，希望能爲這一類有複雜共病的患者，找到除了呼吸器之外其他有效的替代療法。

跨科合作一

「減重手術」合併「睡眠手術」，全身健康都獲益

在一般外科中針對重度肥胖的患者，通常會施以胃繞道或胃袖狀切除這兩種手術，統稱爲「減重手術」。這些患者接受手術之後，雖然肥胖問題改善了，但是睡眠呼吸中止與打鼾狀況並沒有完全消失，其原因在鼻塞、鼻中膈彎曲、軟顎鬆弛、扁桃腺肥大或會厭塌陷，這些組織結構的異常，使得患者在減重手術後雖然瘦下來了，睡眠呼吸障礙問題卻沒有得到充分的改善。因此有賴兩種手術結合，才能達到良好的治療效果。

肥胖者，麻醉風險較高

肥胖者在手術時，麻醉風險通常都高於一般人，若減重手術與呼吸道手術分開做，等於是要面臨兩倍麻醉風險。於是，與外科及麻醉科團隊討論之後，我們首創將減重手術合併睡眠手術在同一次進行，就是混合式手術。

通常減重手術會先進行，以腹腔鏡胃袖狀切除爲例，大約僅需一至兩個小時，接著睡眠多位階手術上場，約三個小時。此類混合式手術的總時間，大約在五小時。

混合式手術另有其他的好處是：口咽傷口恢復快速，因爲同時做了減重手術的關係，術後兩週恢復期間只能喝流質食物，延後了正常攝食的時間，口腔內傷口少了食物的擠壓及刺激，所以好得特別快！這也算是意外的收穫。

這種手術的優勢在於：開創了睡眠呼吸中止症合併重度肥胖患者的新治療方式，患者不需要住院兩次，也不需要承擔兩次麻醉的危險性，而且可以降低口咽傷口的合併症，同時也提高了手術的療效。

混合式手術的成功標準，目前設定兩個目標：

● **體重減去幅度**：一年內體重下降能達成「將超過正常體重的多餘體重減少至少六〇%」

● **呼吸中止指數**：睡眠呼吸中止指數降低五〇%，且次數小於每小時十五次。另外附加的健康效果，還包括有些人的慢性病如糖尿病、高血壓等都一起改善了。目前手術後一年，病患九成都達到成功的目標，半數病患的睡眠呼吸中止指數甚至回復每小時小於五，符合痊癒（Cure）的定義。

通常，患者術後在一般病房觀察大約三至五天即可出院。而我們發現，患者術前ＢＭＩ愈高、呼吸中止指數愈高，術後這兩項「成功標準」減少的幅度也愈大。但是，並非所有肥胖併有睡眠呼吸中止症的患者，都適合以混合式手術來進行治療，目前我們建議ＢＭＩ大於三十二，且併有重度睡眠呼吸中止症，或ＢＭＩ大於三十七且合併有睡眠呼吸中止症之病患較適合。

曾經有患者的父母，帶著體重破百公斤的兒子前來就診，護理師注意到候診區內那名患者的座位附近都沒有人，因爲他坐著睡著鼾聲非常大，還一直流口水。混合式手術後，這位患者恢復情況相當好，體重下降，也解決了睡眠呼吸中止的問題，白天精神顯著改善，眼神發亮，不再掛著兩輪黑眼圈，與之前剛來門診時完全不同。媽媽高興地分享說兒子找到工作了，謝謝醫療團隊救了她兒子，手術改變了她兒子的一生。

跨科合作二

「神經外科手術」合併「睡眠手術」，重症病患治療新突破

另一種混合式手術，是與神經外科團隊合作。有些患者因腦下垂體長出腫瘤，造成生長激素分泌過多，就是所謂的「肢端肥大症」，外觀看去臉型粗獷、下巴寬，病人常抱怨腳太大找不到鞋子穿，手指也很粗大，最重要的是連舌頭也很大，所以常合併有睡眠呼吸中止症。

這類手術的施作順序爲：先由耳鼻喉外科著手進行，擴大鼻腔內部空間（如將彎曲的鼻中膈矯正）；爾後神經外科醫師從蝶竇進入，切除腦下垂體的腫瘤；最後才又回到多位階氣道手術，並關上鼻腔傷口。術後患者在兩科同時回診，追蹤睡眠呼吸狀態與生長激素數值是否恢復正常。

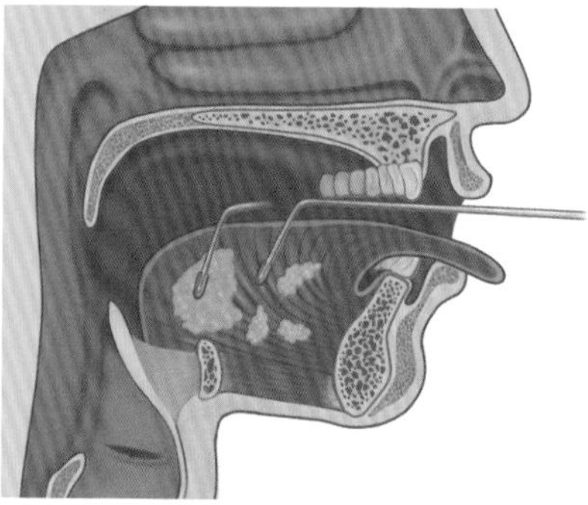
舌頭汽化棒消融手術

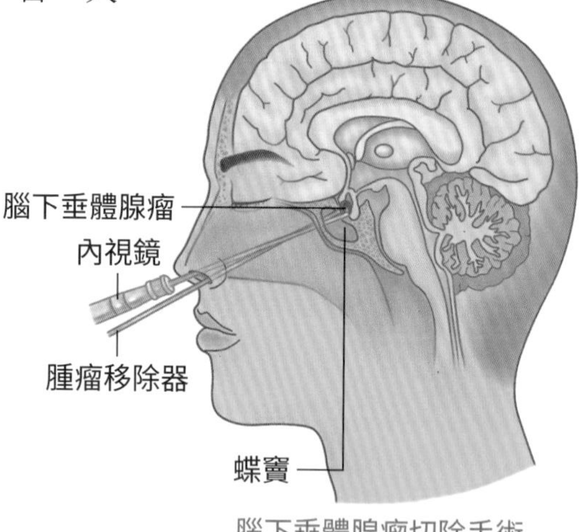

腦下垂體腺瘤切除手術

混合式手術（範例二）

▲ 因應不同患者呼吸道阻塞與其他身體疾病，例如結合腦下垂體手術與呼吸道手術，合併於同一次手術進行

「雙百」與「肢端肥大症」重度治療案例

命懸一氣的睡眠呼吸中止症重度病患，遇上一生懸命的睡眠權威醫生，見證了再嚴峻的呼吸障礙病情，都有治療方法可以改善！

● 治療案例 A：「雙百」高危險重度病患

【合併多症】體重超過 100KG、睡眠呼吸中止指數＞100 次／小時（重度患者）、有其他慢性共病

【治療方式】陽壓呼吸器、混合式手術（縮胃減重手術＋呼吸道擴大手術）

【術後效果】開車不再打瞌睡，從失控駕駛變成模範駕駛

【診治過程】「雙百」病患是指體重超過 100KG，睡眠呼吸中止次數（AHI）也超過每小時 100 次以上的患者，屬於病況很危險的重度患者。有位雙百病患是公車司機，體型很胖，做詳細的身體檢查之後，配戴了陽壓呼吸器，經過幾次的調整，他決心接受混合式手術，包括進行縮胃以及睡眠呼吸障礙的手術。後來才知道，他曾經因為打瞌睡，多次發生交通事故，衝撞五部車，最後保險公司都不願意再承保理賠了。痛定思痛之下，他才決定好好治療呼吸障礙的問題，回診的時候他很驕傲的說：「我現在是模範駕駛，不是失控駕駛喔！」

● 病患案例 B：肢端肥大症併腦瘤病患

【合併多症】肢端肥大症、睡眠呼吸中止症、腦下垂體腫瘤、有其他慢性共病

【治療方式】混合式手術（呼吸道擴大手術＋腦腫瘤切除手術）

【術後效果】不再打鼾，手腳尺寸恢復接近常人，終於買到穿得下的鞋子了

【診治過程】此案例經過混合式手術後多非常成功，這位肢端肥大症的患者在某次身體檢查後，發現自己有腦下垂體腫瘤合併睡眠呼吸中止症，即接受混合式手術，切除了腫瘤及擴大呼吸道。手術做完後不僅不會打鼾了，身體還出現驚人的變化：他不僅能買到穿得下的鞋子尺碼，而且手指也變細，竟然婚戒因而鬆脫不見了！

肢端肥大症的患者，特徵是鼻子很寬、嘴唇很厚、臉方、腳很大。這類病人中大約七成併有睡眠呼吸中止的問題。過去我們發現在腦下垂體腫瘤手術後，約四成的患者仍有明顯的睡眠呼吸中止情況，需配戴陽壓呼吸器或進行手術治療，所以，我們才會結合神經外科，同時施作腦下垂體手術與呼吸道手術。

PART 6

精準檢測

智慧科技醫療 e點就靈

睡眠檢測雲端新科技
免住院、免排程、不必再當「電線人」
監測、診斷、療效評估，在家睡一覺就完成

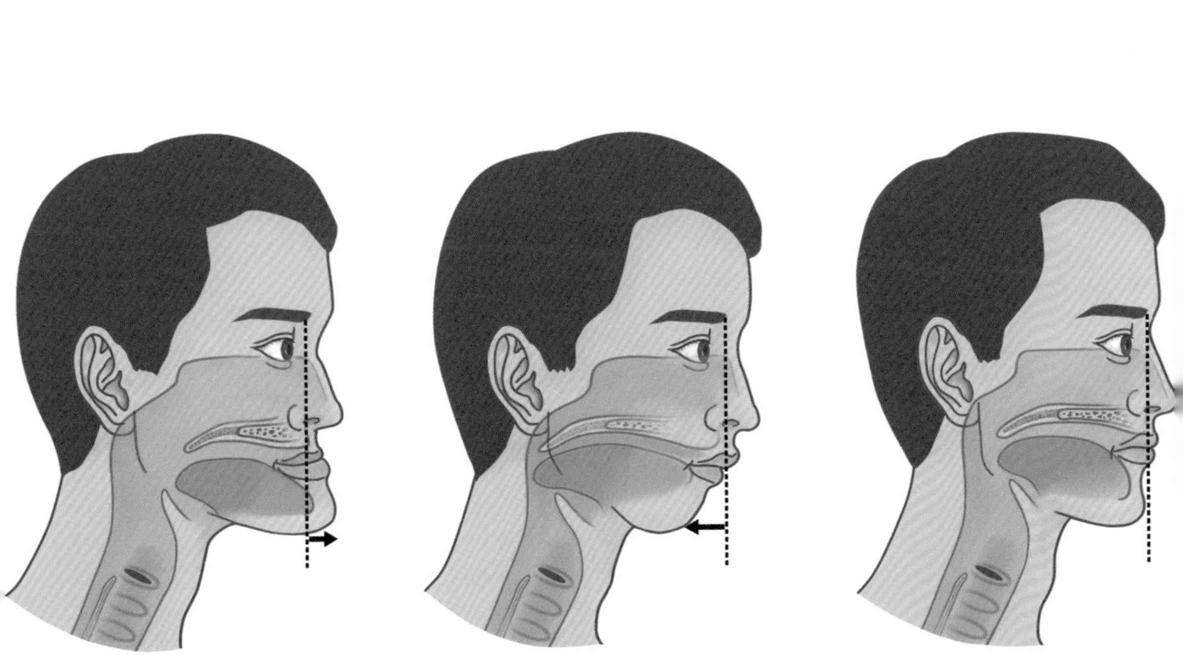

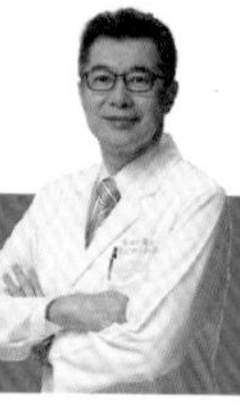

名醫診察室

AI檢測全透析

精密的檢測，才有精準的治療
現代人必做的「睡眠檢查」，帶你遠離缺氧危機，全身共病一起得治！

睡眠呼吸障礙、睡眠呼吸中止症，已成為覆蓋率極高的現代文明病，根據台灣睡眠醫學學會統計，在台灣約有五〇〇萬人有睡眠困擾，其中高達五〇％打鼾伴有睡眠呼吸中止的典型徵兆。檢查方法長年來以「多頻道睡眠生理檢查」（Polysomnography，PSG）為標準，優點在於能蒐集到的生理資訊非常詳盡，但受測者必須在睡眠中心睡上一晚，身上黏貼許多檢測導線，對睡姿的干擾與心理壓力不小，也形成檢測結果上的疑慮，加上排程等待的時間往往得等上數月之久，造成許多需要檢查的患者都打退堂鼓。另外，睡眠呼吸障礙也是精神和神經疾病患者常見的共病，肢體不便及老年族群，對醫療院所的睡眠檢查方式耐受性也會更差，受檢意願更低落，連帶失去治療機會，在此前提下，身心其他相關的共病，當然也無法獲得同步治療。

為提升民眾睡眠檢查的意願和普及率，醫界近年從檢查、治療、追蹤，皆朝向「方便」與「居家化」的方向發展，許多科技公司也積極投入居家睡眠檢測裝置（Home sleep testing，HST）的研發，儀器輕巧、操作簡單、快速獲悉檢測結果蔚為研發趨勢，病患在自己家裡就能做睡眠檢查，自在的睡覺狀態下，檢測結果也更確實，同時可節省耗時的預約排程等待時間，受檢效率大幅提升。目前坊間有不少居家型睡眠檢測儀器，經過實際驗證準確度高，未來普及化推廣後勢可期。

睡眠檢測儀器從複雜的線路，已逐漸整合為輕巧化、穿戴式，近來更研發出OK繃概念、餅乾式的小巧貼片，如「心肺耦合（CPC）」等最新技術突破，無須任何線路，檢測數據上傳雲端即可做結果分析。除了在檢測過程大幅降低對受測者的睡眠干擾，也可用來長期記錄患者的睡眠呼吸狀況、監測病程與追蹤治療的效果；除此，白天還可以用來記錄心率變異、活動量和健康管理，用途甚廣。

睡眠呼吸中止症牽連許多全身性的共病，建議大家善用醫療科技，透過「睡眠檢查」，對自己的身心狀況做一次最有效率的通盤了解，並且積極治療，讓全身心都能一起健康起來！

有睡眠問題、打鼾、呼吸中止的患者，在專業睡眠檢查機構內住上一晚，做一次睡眠檢查是治療的第一步，可以幫你掌握到所有與睡眠相關的生理數值。但是有部分患者在專業的睡眠機構內反而睡不著、睡不安穩，或礙於機構中心的檢查床數與醫療人力有限，排程往往要等待數個月，緩不濟急，因此接受檢查的意願不高。

幸而現在已研發新式的智慧科技睡眠檢查方式，例如：在家中就可進行居家睡眠檢測，利用大數據資料、數學模式運算來推估罹病風險，準確率高，同時也縮短了等待檢查的時間。在治療技術方面，器械研發和人工智慧的運用也日益精進，像是使用達文西機器手臂來進行組織切除，傷口比較小、出血比較少，比起傳統雷射切除的直線法更靈活、操作角度更自由。科技發展爲醫療帶來了更高的效率，也爲病患帶來更良好的術後生活品質。

目前臨床對於打鼾、呼吸道阻塞、睡眠呼吸中止症的患者，在門診檢查會針對呼吸道局部使用到五種方法，本章會詳細介紹這些儀器的特性和強項；另外在整體睡眠檢查上，除了行之有年的「多頻道睡眠生理檢查」，最新趨勢爲「居家睡眠檢查」，以及精微技術研發的「心肺耦合睡眠檢測」，在本章也會爲您一一詳述，提供最新的睡眠檢查醫療資訊。

理學檢查：九個觀察點，決定「治療計畫」的重要依據

針對呼吸道的阻塞問題，理學檢查提供的檢測結果，是醫生決定治療方式的重要參考依據，例如白天利用理學檢查方式，若發現可以看得到明顯的阻塞部位，像是扁桃腺肥大，那表示採取手術方式的治療效果應該會不錯；相反的，白天看不到阻塞部位，或是看起來沒什麼異常的組織，那就有可能是因爲生理上肌肉力量比較差，到晚上睡眠時才會鬆垮塌陷，這種情況，戴呼吸器的效果很好，即使病患仍希望以手術治療，亦不應該以切除爲唯一的治療方式，應該要對不同的組織採取不同的改善手法，並把多項次的手術加以整合，這才是個人化、符合生理機能的精準治療。

不同的呼吸道結構有不同的治療方式，須由檢查來判斷。第一項檢查，就是所謂的「理學檢查」。患有打鼾的病人一進診間，醫生通常會先看看他的體型是胖或瘦；患者坐下來之後，再觀察臉型、下巴結構；張開嘴後則是看局部組織，也就是口腔內部的構造，這正是理學檢查的重點區塊。

❶ 扁桃腺像貢丸、獅子頭!?很容易腫起來的淋巴組織

【主治療法】懸雍垂顎咽成形術、扁桃體窩重建手術

扁桃腺是一種淋巴組織，體積大小如「貢丸」，其質地略像「獅子頭」，表面有些凹凸的隱窩。扁桃腺過大時，依照腫大的大小級數可分成〇至四級：切除後是〇級、位於後柱裡面是一級、超過後柱一些是二級、兩顆腫脹已經很靠近爲三級、兩顆若已碰撞在一起便是四級。這個等級劃分是非常重要的手術指標，明顯腫大的扁桃腺（二、三、四級）作止鼾手術——懸雍垂顎咽成形術的效果佳；相對的，腫大情況較輕微的扁桃腺（一級）手術效果較差，作過扁桃腺切除術（〇級）的效果更差。

● 切除後再重建，手術效果好

扁桃腺腺體很大（三、四級）的患者，以呼吸器吹氣進去時阻力也較大，因爲扁桃腺不易吹開，氣流無法順暢，所以不是戴呼吸器的最好對象。相對的，將大的扁桃腺切除後，可明顯擴大呼吸道，惟手術切除留下的扁桃體窩傷口也需要重建，以強化側咽壁與舌頭後方的呼吸道。

扁桃腺大小分級

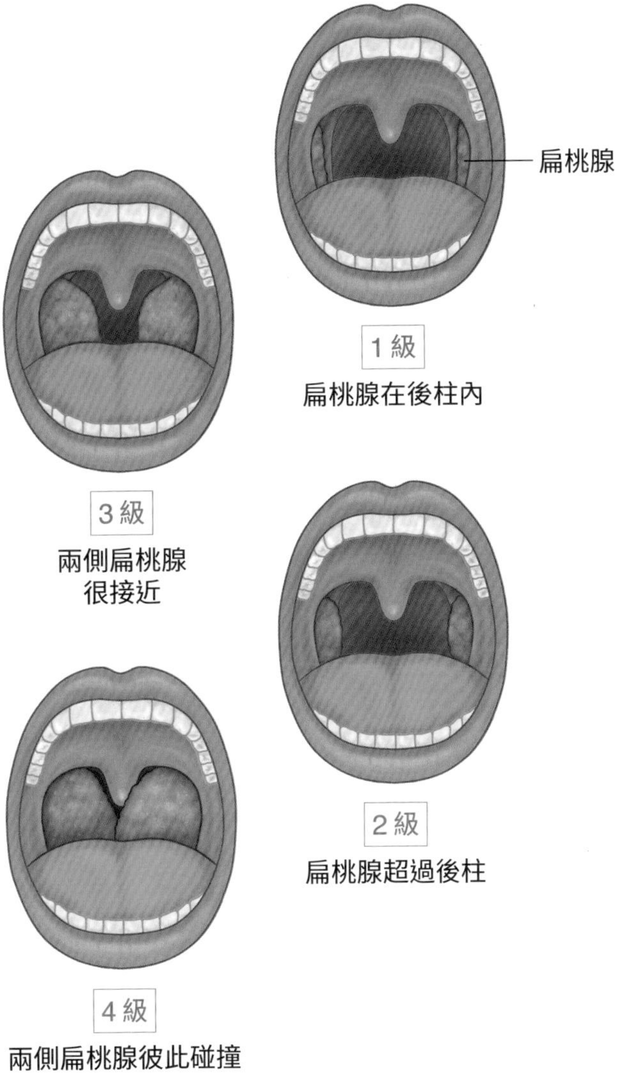

▲ 扁桃腺反覆發炎會導致增生肥大，造成呼吸道空間明顯壓縮，臨床分為四個等級可作為治療計畫之參考

過去切除扁桃腺後，直接將前、後柱縫合，會把舌頭往後拉，造成呼吸道空間變窄。扁桃體窩重建手術能強化三維空間的立體結構，維持住切除扁桃腺之後所增加的空間，並且減少側咽壁塌陷。

❷ 胖舌頭擋很大：目視舌位高低與遮擋程度

【主治療法】舌頭體積縮小術、微創消融塑形手術、陽壓呼吸器

舌頭也是造成呼吸道阻塞的重要原因，臨床上以舌頭與軟顎扁桃腺的相對位置，來代表舌頭肥厚大小的等級：

- **一級**：目視口腔，能看見完整的懸雍垂與扁桃腺
- **二級**：舌頭高度已擋住一部分的懸雍垂、扁桃腺
- **三級**：已完全看不到懸雍垂、扁桃腺，只能看到軟顎
- **四級**：只能看到硬顎

舌位愈高，看不到其他結構，代表舌頭愈大，這類患者若只進行傳統軟顎手術通常效果不佳。舌頭的大小亦與肥胖有關，肥胖的病患，舌頭等級多呈現爲第三、四級。

● 又肥又軟還有花邊？舌頭該瘦身了

愈胖的人，舌頭脂肪愈多，肌肉力量也可能較差，當舌頭又大又沒力，睡覺時就容易阻塞呼

吸道，可採行舌頭體積縮小術，術後加上口咽肌肉訓練來強化療效。

還有，也要觀察舌頭的左右寬度，有些病人的舌側會出現像貝殼狀、花邊狀的牙齒痕跡，這是因爲舌頭太寬，長期碰到牙齒而產生印痕。若眞要進行治療，會考慮同時將側面寬度縮減，此時可以使用微創消融手術來塑形，然而，太大的舌頭（第四級）手術效果不好，且術後容易因舌頭腫脹導致呼吸困窘，較危險；戴陽壓呼吸器是較好的治療選擇。

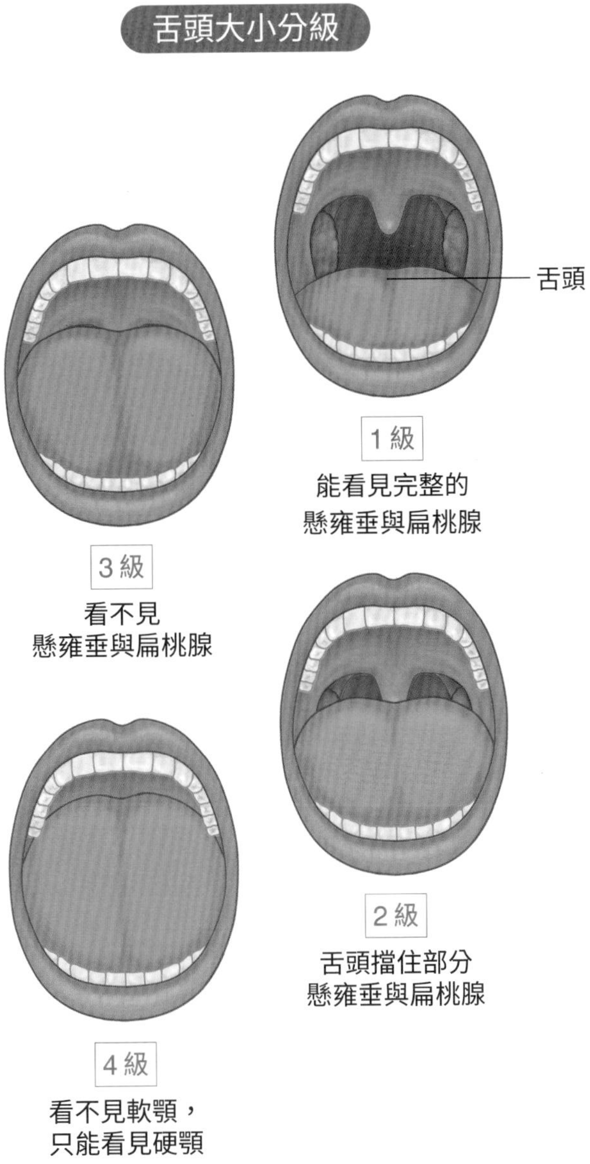

▲ 舌頭很容易堆積脂肪，肥胖者通常舌頭也容易肥大，造成睡眠呼吸道阻塞，依肥大程度分為四級

❸ 懸雍垂：咽喉腔的「鐘乳石」會變長？

【主治療法】懸雍垂縮短前移手術

懸雍垂也稱爲小舌頭，長度若超過一．五公分通常就表示太長，會增加打鼾的機會。氣流經過時，較長的懸雍垂也比較容易振動，其長度與振幅有關。如同打高爾夫球一樣，球桿愈長，打出的球愈遠。進行縮短手術後，振動幅度也會縮小，加上前移手法鼾聲因而降低。

❹ 後柱：寬度過大，會產生振動與鼾聲

【主治療法】軟顎懸吊術

後柱的寬度不僅與鼾聲振動有關，且是止鼾手術能否成功的重要關鍵，後柱寬度愈寬，鼾聲的振動就愈強。

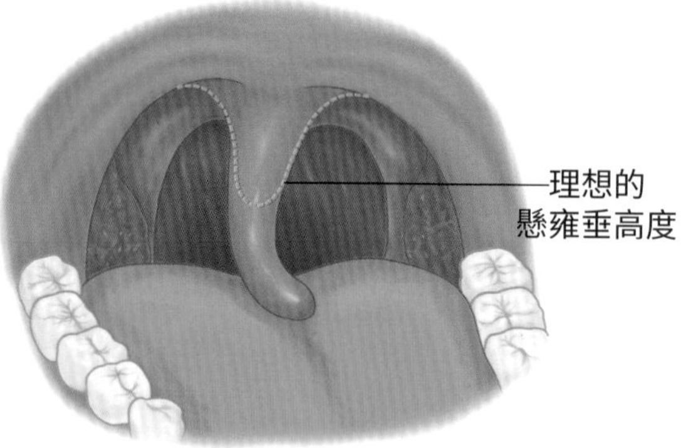

懸雍垂過長

▲ 長度超過 1.5 公分，容易振動發出打鼾聲

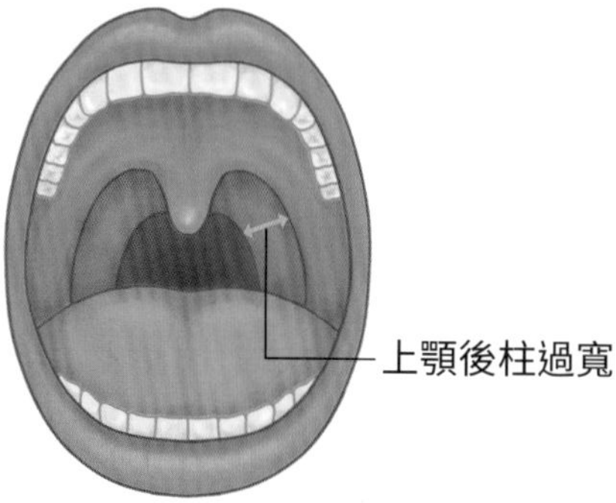

後柱過寬

▲ 寬度超過 1 公分，容易振動發出打鼾聲

當寬度超過一公分時，後柱呈現鬆弛狀態，軟顎成形術能將其完整的前移與外展，顎後空間因而得以充分擴大。

❺ 牙齒咬合：打鼾、磨牙、臉型變醜都相關

【主治療法】**改善鼻塞、牙齒矯正**

先檢查患者是否有垂直複咬（overbite）、咬太深的問題；有時則是水平複咬（overjet），也就

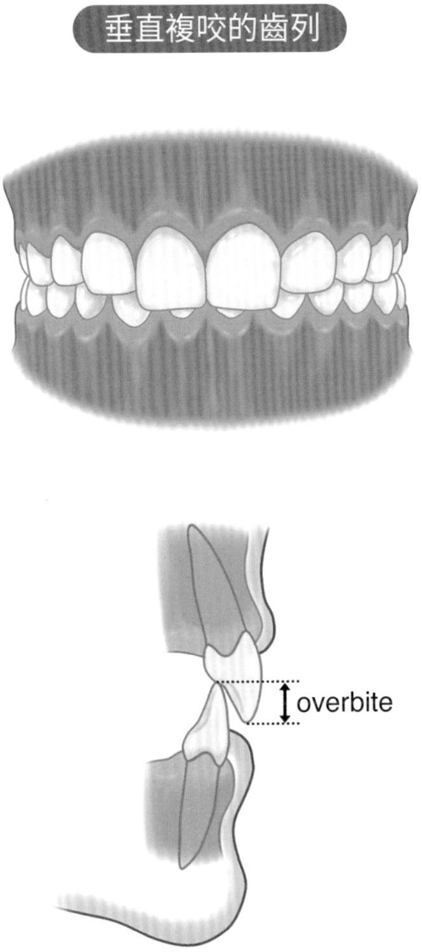

▲上顎前牙與下顎前牙重疊範圍過大，蓋住下顎前牙超過 1/2，稱為垂直複咬（或深咬）

是下排牙齒退到上排牙齒後方。咬合不正常與成長過程中的張口呼吸有關，在作牙齒矯正前，宜先把造成張口呼吸的原因（如鼻塞）消除。

❻ 下巴內縮、小下巴影響軟組織位置

【主治療法】**正顎手術、舌根懸吊術、舌扁桃切除手術**

下巴位置可分成三個級數：第一級爲正常、第二級爲下巴內縮或小下巴、第三級爲下巴前突，即是俗稱的戽斗。

水平複咬的齒列

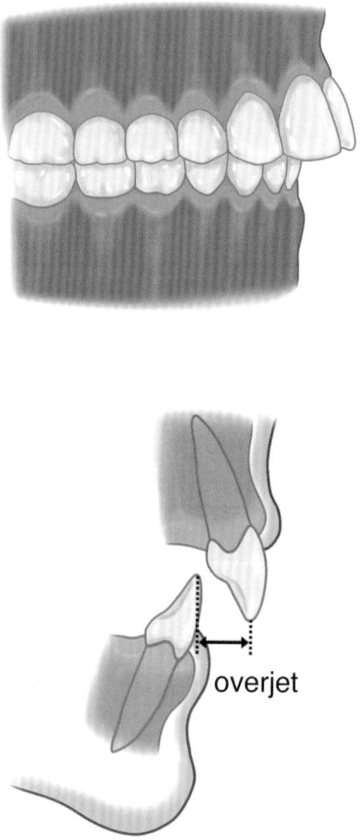

▲上顎門牙過度內縮或往後，造成下顎門牙與上顎門牙的水平覆蓋範圍過大(超過3mm)，稱為水平複咬。常見為下巴內縮的一種表現，呼吸道後方空間會受到壓迫

下巴內縮（第二級）的臉型，容易出現打鼾及睡眠呼吸中止症問題，其原因是舌頭肌肉固定於下巴，下巴內縮就會把舌頭往後推，仰睡時自然容易發生呼吸道阻塞的現象。臨床上，下巴內縮的病患，傳統止鼾手術效果也因而較差。

● 外觀、咬合與睡眠呼吸多元治療法

若是病人同時考量美觀、咬合與呼吸問題，正顎手術不失爲好選擇，能同時滿足這三個需求。若是舌頭很小、下巴內縮、舌頭容易塌陷的患者，不想進行正顎手術在骨頭上動刀，那麼可選擇進行舌根懸吊術，將舌根固定於下巴。若是舌扁桃太過肥大，那麼就切除舌扁桃。根據不同的結構，因應患者個人的考量，醫生會設計最適合的治療方法。

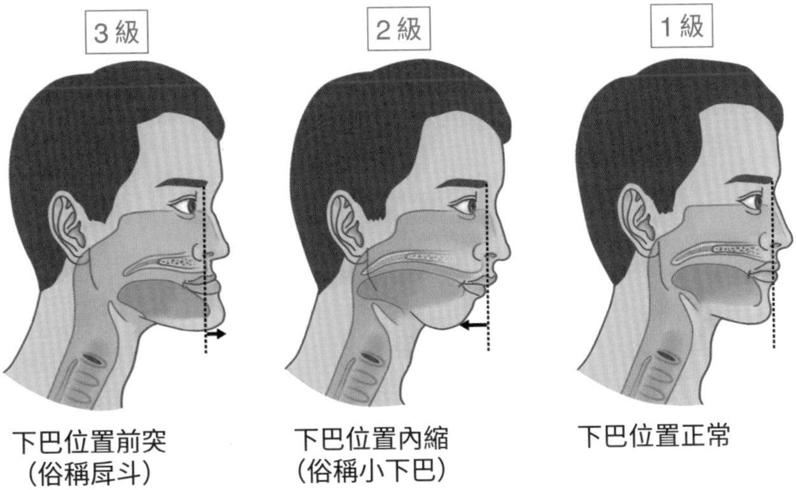

下巴位置

▲下巴位置牽涉顱顏構造，對口咽腔的呼吸道空間影響很大

7 鼻腔檢查：發炎滅火、增生切除、變形矯正三工程

【主治療法】**鼻中膈矯正、下鼻甲移位縮小**

鼻腔檢查主要觀測的症狀是：有無鼻中膈彎曲、下鼻甲肥大、過敏性鼻炎、鼻竇炎、鼻息肉等問題。檢查時有四件事必須注意：

注意一　感覺，不等於檢查發現

鼻腔實際上的狹窄程度，並不等於病患對鼻塞的主觀感覺。這是解剖結構與生理體感的不必然一致。

注意二　代償作用影響鼻塞側別

鼻中膈彎曲方向與鼻塞左右側別，有時會相反，比如鼻中膈右彎曲，左鼻腔較寬，但由於下鼻甲過度的代償性肥大，反而感覺是左側鼻塞。

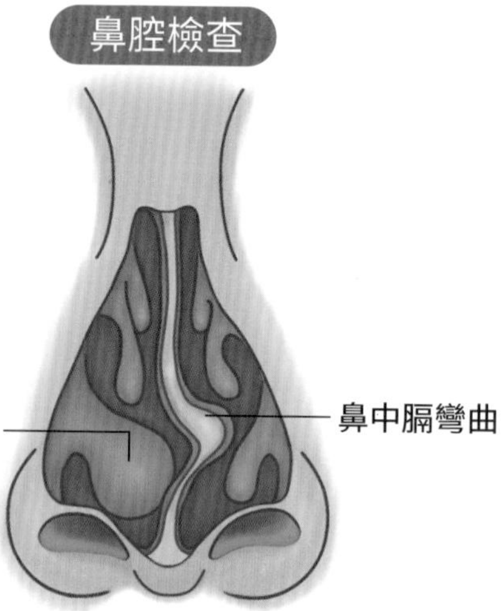

▲主要觀測結構是否異常，如鼻中膈彎曲、下鼻甲肥大最常見

注意三 手術改善鼻塞與呼吸器的使用

矯正彎曲的鼻中膈併縮小（外移）下鼻甲，能明顯改善鼻塞，也有助提高經鼻陽壓呼吸器的順從性。

注意四 咽部才是阻塞關鍵

鼻部手術無法顯著降低睡眠呼吸中止的程度，因爲呼吸中止症的主要阻塞部位在咽部，鼻腔只是惡化因素，不是決定因素。

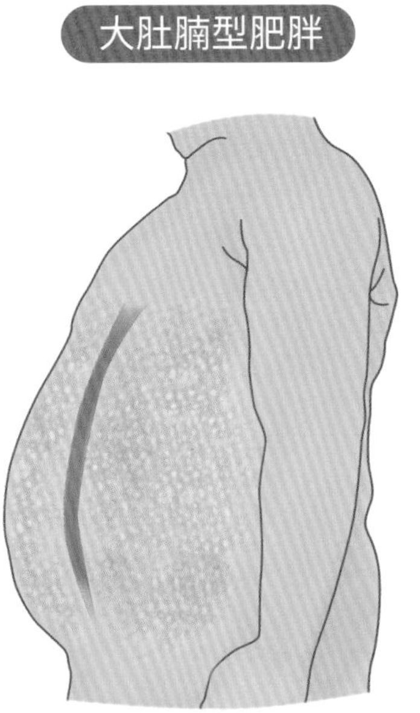

▲ 腹部脂肪儲積過多，無法有效腹式呼吸，睡眠吸氣時會產生胸內負壓，導致呼吸道塌陷阻塞，容易打鼾和發生睡眠呼吸中止

「BMI」≠「體脂肪率」要雙向監測

肥胖雙指標	主要意義
BMI 身體質量指數	BMI = 體重 (公斤) / 身高 ^{2}(公尺平方)，正常範圍在 18.5~24 之間。但無法反應出體內脂肪的比例。
Body Fat 體脂肪率	透過專業的體脂計（不是體重計），可秤出身體含有的脂肪重量與體重的比例。

❽ BMI及體脂肪：胖子易打鼾，打鼾易發胖，快減肥！

【主治療法】**減肥瘦身、減重手術**

胖的人呼吸道空間狹窄，氣流經過速度會加快，周圍軟組織受到振動，就會發出鼾聲；更嚴重的程度是呼吸道會塌陷、阻塞，形成睡眠呼吸中止。有睡眠呼吸中止症的人，常會感覺倦怠疲勞，不想積極運動，且會以吃東西來補償，所以容易變胖。肥胖（高BMI）的臨床意義，是止鼾手術失敗的最重要指標，肥胖的病患，不僅手術效果不好，而且打鼾復發的機會很大。

肥胖與打鼾是相互影響的。通常BMI指數愈高的人愈肥胖；除了外型的判斷，「體脂率」是另一項重要指標，因爲也有「高體脂的瘦子」存在，這類型的人對於腦心血管疾病特別容易疏忽。想了解自己體內的脂肪狀態，可以利用專業的「體脂計」來檢測。

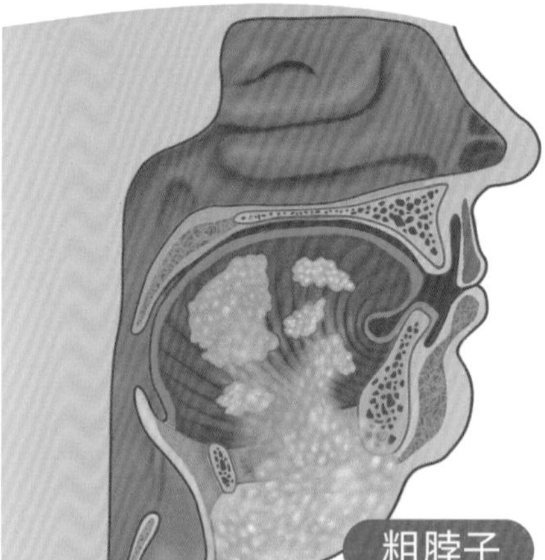

▲ 脖子部位脂肪累積會擠壓舌頭，經常連帶下巴部位也肥厚，使呼吸道空間變得狹窄

9 頸圍：粗脖子暗藏高脂肪，嚴重壓迫呼吸道

【主治療法】減肥瘦身、抽脂消融

脖子的粗細比例不只是天生身型特徵，其實和胖瘦有關係。以健康標準來看：男性的頸圍不宜超過三十八公分、女性的頸圍則不宜超過三十五公分。若肥胖是打鼾的「全身性」因素，粗脖子則是「區域性」因素，腫大的扁桃腺就屬「局部性」因素。粗脖子有兩種常見情況：

● 雙下巴

有雙下巴的人，脂肪多聚集於口腔底部，會滲透進入舌根使舌頭變大，進而在睡眠時就容易阻塞呼吸道。

● 甲狀腺結節太大

甲狀腺結節是由於患處細胞增生速度快，形成突出隆起，可能會慢慢變大或變多顆。如果甲狀腺結節過大，也有可能直接壓迫呼吸道，情況嚴重的話需要手術治療。

內視鏡檢查

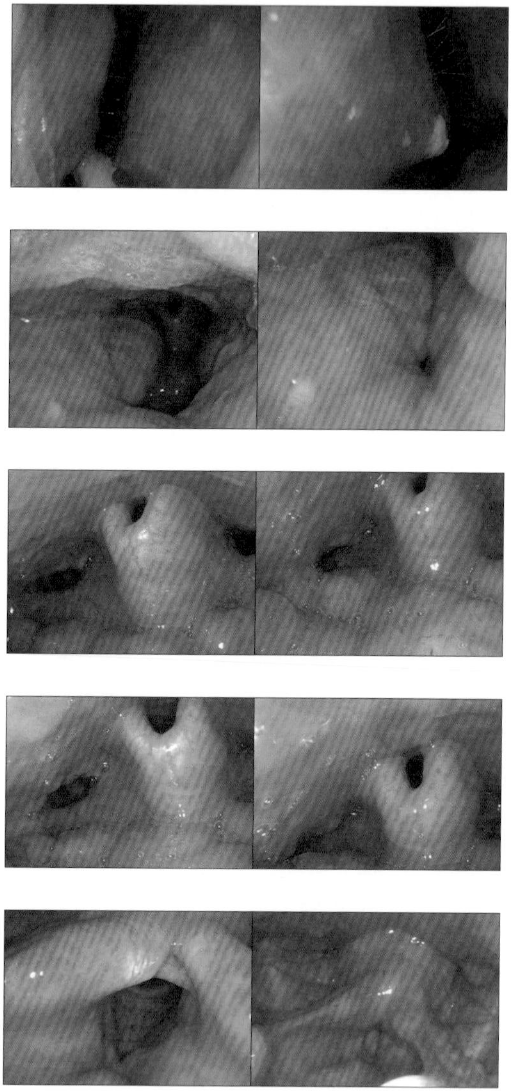

▲ 以探測軟管從鼻腔、鼻咽腔、口咽腔、下咽腔到喉部，對上呼吸道空間作完整的檢查

內視鏡檢查：從鼻腔進入一覽無遺，塌陷阻塞全現形

「進行理學檢查之後，爲什麼還要做內視鏡檢查呢？」不少患者都有這樣的疑問。其實內視鏡

從鼻腔進入後，經過鼻咽腔、口咽腔、下咽腔到聲帶上方停止，整個上呼吸道的結構，都能在腔內作近距離的精密檢查，一鏡到底，將整個上呼吸道的空間大小、形狀及阻塞的方式與程度，做整體的監測及評估。

內視鏡評估呼吸道有兩種作法：一是平靜呼吸評估、二是穆勒氏手法（捏鼻閉嘴用力吸氣，模擬負壓下呼吸道塌陷的狀態），主要在評估塌陷最嚴重的地方，評估部位包括鼻腔、鼻咽腔、口咽腔、下咽腔及喉部。

❶ 呼吸道探測獵奇小旅行

● 第一站：鼻腔

檢視有無鼻中膈彎曲、下鼻甲肥大？有無鼻息肉？有無合併過敏性鼻炎、鼻竇炎？

● 第二站：鼻咽腔

看看腺樣體有無肥大，鼻咽部有無囊腫或腫瘤。

● 第三站：口咽腔

檢查軟顎與扁桃腺情況、呼吸道的形狀，此時可進行穆勒氏手法來測試。

● 第四站：下咽腔

主要觀察的是舌根及會厭軟骨，舌根部位是看扁桃腺大小與舌後空間，在施作穆勒氏手法時舌頭會不會往後縮，側咽壁有無緊縮，會厭軟骨是否有前後塌陷或左右合攏的情況。

● 第五站：聲門

觀察聲帶有無水腫、杓狀軟骨有無紅腫、食道入口有沒有水腫等胃酸逆流的跡象。

❷ 簡單、快速，通常不需麻醉

● 優點

多數的內視鏡檢查不需要麻醉，在一兩分鐘內就可做完，簡單快速，有健保給付。醫生還可將影像上傳電腦，擷取影像逐一與病患討論，對病情的解說很有幫助。

● 缺點

極少數病患，喉反射強大，無法配合或擷取到的影像品質較差。再者，穆勒氏手法與真實睡眠呼吸中止並不相同，對舌頭與會厭的是否阻塞，預測的準確性不高。

影像學檢查：最強大的量化數據，解剖結構看透透

前述所使用的理學檢查、內視鏡檢查，都是主觀判讀，無法提供客觀的量化數據，例如以內視鏡看到呼吸道空間很窄，那麼到底有多窄呢？此時影像學檢查就派上用場，因爲可以將眼中所見的情況，以量化數據具體表達。

在門診中例行使用的影像檢查便是「頭測量術」，角度固定後照側面X光片，便可看到骨頭的結構與角度等，軟組織長度與厚度也看得到，氣道的空間也能

3D 電腦斷層檢查

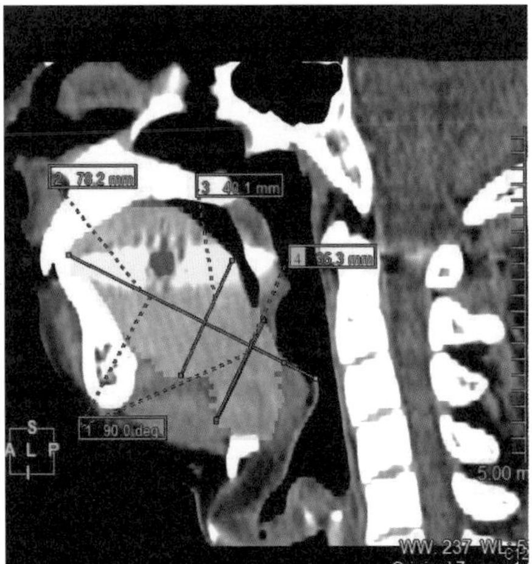

▲ 能呈現三維空間完整解剖結構，還能計算出呼吸道的體積數據

X 光頭測量術

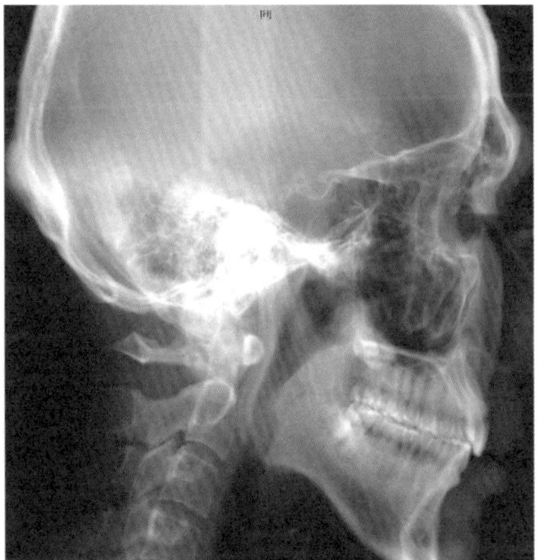

▲ 拍攝頭部側面 X 光片，可清楚看到有關呼吸道的硬骨架，軟組織和呼吸道空間

數據化，據此可以做治療前後的對照比較。

❶ 頭測量術：骨架構、軟組織、氣道前後2D呈現

頭部側面以X光進行拍攝，優點為方便、快速，大致性的問題可以很快勾勒出來，骨頭骨架可視為容器，軟組織就是內容物。骨架最常觀測的就是看下巴有無內縮、下頜骨與舌骨的距離；軟組織則是觀察舌頭大小、軟顎長度與厚度、會厭軟骨長度等；而氣道空間觀測的重點，在辨別軟顎與舌根後方的最窄距離。這種檢測的方式，缺點為只能呈現前後的二維空間。

❷ 電腦斷層：器官組織完整的3D訊息

電腦斷層能清楚的呈現：骨架與軟組織在三維空間下的完整結構，並且計算出氣道的體積，現行系統軟體亦能做到模擬術後的狀態，方便提供病患

核磁共振檢查

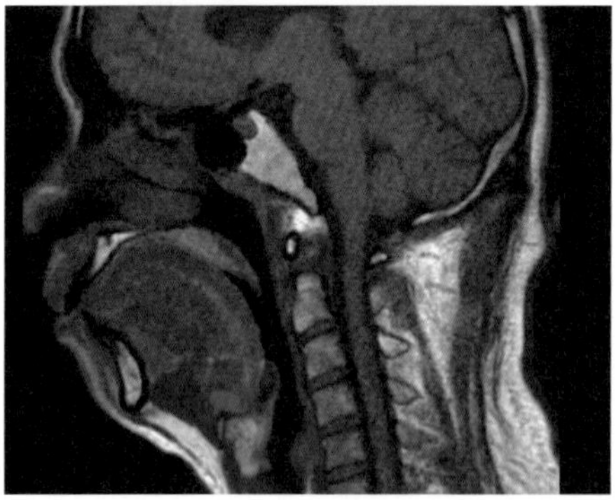

▲ 主要用來觀測呼吸道軟組織，無放射線疑慮，目前多應用於學術研究

參考，是很好的檢查與評估工具。但缺點爲健保不給付、排程等待較久，且放射線劑量較高。

❸ 核磁共振：無放射線、軟組織清楚呈現

核磁共振主要是看軟組織，例如側咽壁的厚度。優點爲沒有放射線，但是單價比較高，排程通常會更久。

以上三種檢查，在**臨床上以第一種的「頭測量術」為主，是目前打鼾病患的例行評估工具。若要戴牙套、進行手術，都可以使用此法先做檢查**。電腦斷層較常用於正顎手術的評估與追蹤。

至於核磁共振，目前多爲提供學術研究使用，以瞭解致病機轉，尚無法做爲常態檢查。

藥物誘導內視鏡：模擬進入睡眠狀態

以內視鏡檢查，能夠瞭解呼吸道的結構與阻塞部位，但有些患者白天進行檢查時，看起來結

構正常、呼吸道空間足夠；可是晚上作睡眠檢查，卻呈現阻塞型睡眠呼吸中止的情況很嚴重，兩種檢查結果並不一致，令人納悶：究竟是什麼原因呢？

❶ 我到底有沒有睡眠呼吸中止？白天檢查很正常，夜晚肌力撐不住

會造成白天和夜晚的檢查出現顯著落差，這是因爲晚上睡眠時肌肉力量減弱的關係。口咽腔中有許多肌肉，包括舌頭、軟顎都是肌肉組織，在白天日常活動當中能維持著固定的張力，所以能撐起足夠的呼吸道空間；但是到了夜晚，肌肉沒力、放鬆了，加上平躺姿勢，因重力因素就會堵塞呼吸道。所以，醒和睡時的肌肉力量以及姿勢的不同，都會導致呼吸道空間有明顯差異，夜晚平躺時軟顎與舌頭容易往後掉，因而就造成這種檢查結果的不一致。

呼吸道阻塞程度分級

分級	0 分	1 分	2 分
阻塞率	< 50%	50 ～ 75%	>75%
程度別	輕微阻塞	部分阻塞	完全阻塞
阻塞類別	前後阻塞／左右阻塞／向心型阻塞		

❷ 麻醉藥物輔助，白天也能測出夜晚睡眠問題

若要在白天探究呼吸道哪一個部位在睡眠中阻塞，那麼就需要使用藥物誘導來模擬睡眠狀態，再進行內視鏡檢查。原理是經由靜脈注射（點滴）麻醉藥物，並控制麻醉深度，在輕度鎮靜狀態下，呼吸道肌肉會呈現趨近於真實睡眠中非動眼期的張力狀態，從而能觀察到呼吸道塌陷與

藥物誘導內視鏡檢查

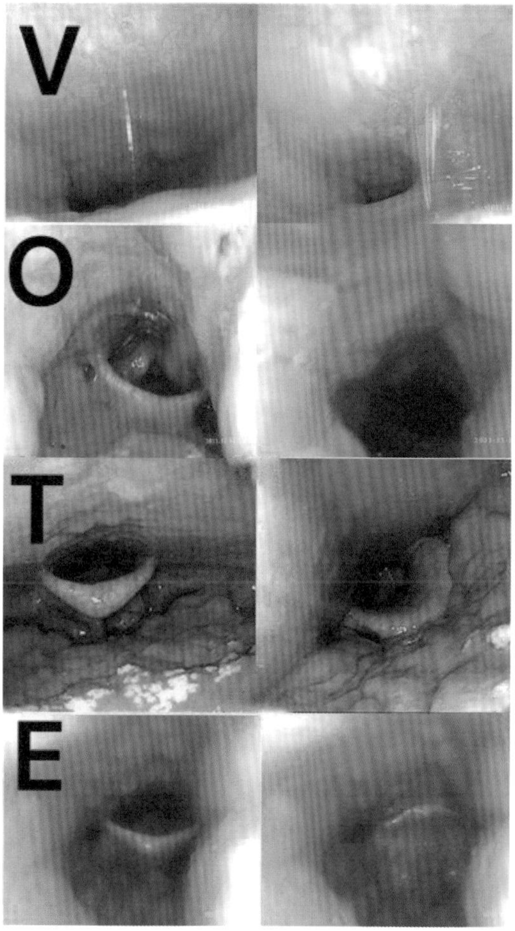

▲ 在藥物模擬睡眠狀態下，觀察顎咽空間（V）、側咽壁（O）、舌頭（T）以及會厭軟骨（E）等呼吸道變化

阻塞的動態變化。

病人躺在檢查床上，與平常睡眠姿勢相同，藥物誘導的睡眠深度與非做夢期的睡眠狀態相似。在病患無意識，開始打鼾或呼吸障礙現象出現時，就可以觀察到呼吸道的塌陷或阻塞。藥物誘導內視鏡檢查，目前可以配合不同的頭位姿勢、下巴上抬或軟顎前拉，以預測睡姿療法、牙套治療、軟顎手術後呼吸道的空間變化，預估治療效果。

畢氏指數與呼吸道阻塞分級

麻醉鎮靜深度常用畢氏指數（Bispectral index，BIS）來監測，畢氏指數約控制在五〇至七〇之間，屬於輕度鎮靜麻醉，然後以內視鏡評估呼吸道的四個部位：軟顎（Velum）、側咽壁（Oropharyngeal lateral wall）、舌頭（Tongue）、會厭軟骨（Epiglottis），簡稱爲VOTE。每個部位的阻塞程度分爲三級，分別爲：〇分代表小於五〇%的阻塞、一分代表五〇至七十五%的阻塞、二分代表大於七十五%的阻塞。

另一種分類法，概略分爲：二分是完全阻塞、一分爲部分阻塞。再搭配阻塞的類別如：前後阻塞、左右阻塞，或是向心型阻塞等，藉由這些精確的分類，來建議病患治療的模式與手術部位，並可預測治療後呼吸道的空間變化。

藥物誘導內視鏡檢查，突破了以往在白天清醒情況下檢查的不足，更精確的分類，呈現出模擬睡眠時呼吸道的阻塞位置與程度。惟幾分鐘的檢查，可能不足以反應六～八小時眞實全程睡眠的多樣變化，此外，輕度鎮靜麻醉，亦無法呈現動眼期肌肉完全無力時的呼吸道變化。

3 使用時機：治療前精確評估＋治療後療效分析

藥物誘導內視鏡的使用時機，可用在所有治療前、後的評估，特別是在兩種情況下：

● 檢測結果不一致時

當臨床上睡眠檢查結果與臨床結構不一致時，例如睡眠呼吸中止指數很高，但是理學檢查或是X光檢查、一般內視鏡檢查，看起來卻很正常，這種情況即可用藥物誘導內視鏡做確認檢查。

藥物誘導內視鏡三步驟

Step 1 以麻醉藥物作目標導向，點滴輸入達到預計的鎮靜程度。

Step 2 麻醉深度為輕度鎮靜，控制在類同睡眠中的非動眼期。

Step 3 以內視鏡評估上呼吸道軟顎、側咽壁、舌頭與會厭4個部分的動態變化。

● 治療效果不佳時

治療後如果效果不佳，必須深入探討原因，如會厭塌陷使陽壓呼吸器的氣吹不進去、手術後軟顎及其他部位仍有阻塞、或使用牙套時舌根不穩定、仍會阻塞等原因的分析。以上這些情況，就可以用藥物誘導內視鏡再做阻塞部位的確認。

超音波影像檢查：智慧AI系統，一次提供完整判讀資訊

超音波影像檢查具有即時、動態、非侵入式、無輻射等特色，不像電腦斷層、核磁共振儀需要排程等待，所以可近性高，尤其符合無法等待的患者需求。

❶ 醫師的診斷利器：圖像、數據齊備，醫病溝通更清楚

超音波影像能夠提供生理訊息、解剖參數，更有人工智慧AI的演算分析系統，醫師能夠確切

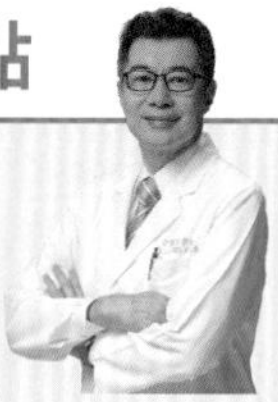

超音波影像檢查流程

優點爲檢查速度快、準確，透過標準化作業流程並以電腦演算，人爲技術性的差異將大幅縮小，確保掃描結果一致。

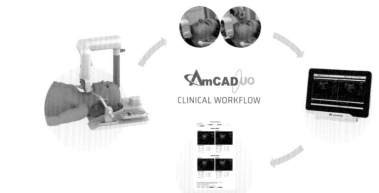

檢查者姿勢

▶ 患者躺在檢查檯上，探頭頂住下巴舌骨位置

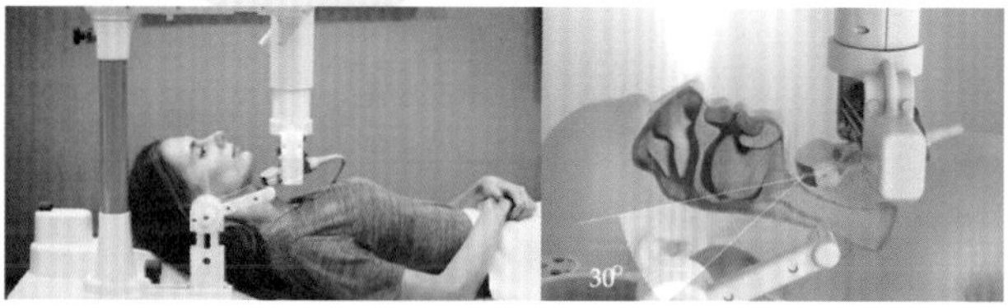

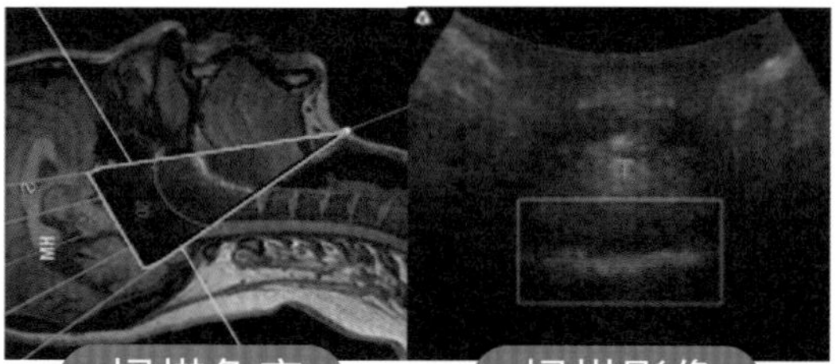

掃描角度　掃描影像

◀ 影像中紅色的部分是空氣，可據此測量，同時會加做穆勒氏吸氣測量，看呼吸道收縮時的變化，通常寬度會變小、厚度減少，電腦自動計算其收縮百分比

▲ 以雷射光束定位後掃描三條線：頭部中線位置、垂直線，以及從耳道延伸至舌骨這條線。超音波掃描範圍大約 30 度角，經過軟顎、舌頭與會厭軟骨，能夠測得其後方呼吸道的空間

掌握兩大重要訊息：

- **患者病況：**判別患者疾病程度爲輕度、中度或是重度，以區分危險群。
- **手術依據：**獲取有利於手術參考的解剖資訊，包括呼吸道寬度、舌頭厚度等。

以上兩項資訊，過去的檢查項目需分成兩種檢查方式來測得：睡眠檢查提供睡眠生理參數，內視鏡及X光給予解剖結構的資訊。而超音波影像檢查的優勢，就是一次提供睡眠生理與結構分析，患者不用分別做兩項檢查。

檢查方式爲患者躺在檢查檯上，掃描偵測的探頭頂住下巴位置，以雷射光束定位後掃描三條線區範圍：頭部中線位置、垂直線，以及從耳道延伸至舌骨這條線，經過軟顎、舌頭與會厭軟骨，能夠測得其口咽、舌後方呼吸道的空間，大約含括三〇度角的掃瞄。檢測過程大約一〇分鐘，患者是在清醒狀態下接受檢查。

❷ 智慧AI：疾病程度與阻塞部位一次測得

用超音波來評估呼吸中止症，優點爲檢查速度快、準確，透過標準化作業流程並以電腦演算，人爲技術性的差異將大幅縮小，可確保掃描結果一致。

AmCad

page 1 of 1

OSA Risk Assessment Report

Patient Information

Name ______ Patient ID ______

Sex M Age 47 Weight 83 kg Height 173 cm BMI 27.73 kg/m² Nick Size 43 cm

Study Information

Acc. No. ______ Study Date 20210409

Operator Jeff Referring Physican ______

OSA Risk Assessment

Based on the assessment of ultrasound images of upper airway, Risk of Moderate/Severe Sleep Apnea* (AHI≥15): 96.2%.

Suggestion

The analysis of your upper airway indicates that the risk of you having moderate to severe obstructive sleep apnea is High. You should seek consultation with a sleep professional for further treatment as soon as possible.

OSA Risk Level Indicator

Airspace Width (cm)

	Tidal Breathing			Müller's Maneuver			Contraction (%)
	Max	Median	Min	Max	Median	Min	
Velum	5.13	4.95	4.29	4.33	3.54	2.75	28.43%
Oropharynx	5.12	4.78	3.59	3.4	2.88	2.04	39.84%
Tongue Base	4.92	4.59	3.02	3.18	2.5	2.25	45.58%
Epiglottis	4.46	4.2	3.05	3.08	2.29	1.28	45.48%

Tongue Thickness (cm)

	Tidal Breathing			Müller's Maneuver			Change (%)
	Max	Median	Min	Max	Median	Min	
Velum	6.11	6.01	5.79	6.07	5.71	5.25	4.93%
Oropharynx	6.05	5.46	5.24	5.27	5.12	4.67	6.24%
Tongue Base	5.31	5.26	5.01	5.04	4.95	4.55	5.82%
Epiglottis	5.16	5.1	5.02	4.87	4.53	4.46	11.15%

Impression

No airspcae detected during one or more Müller's maneuver session(s) possibily due to upper airway collapse or contraction at the oropharynx level.
Contraction (%) of airway width 28.43%, 39.84%, 45.58%, and 45.48% were observed at levels of velum, oropharynx, tongue base, and epiglottis, respectively.

OSA Risk Level Description

0~40% : Low. Monitor you sleep status for changes, and schedule follow up studies if necessary.
40~80% : Moderate. You should schedule a consultation with a sleep professional for further treatment and diagnosis.
80~100% : High. You should seek consultation with a sleep professional for further treatment as soon as possible.

* Risk assessment based on references from
1. The use of sub-mental ultrasonography for identifying patients with severe obstructive sleep apnea. (PLoS One. 2013 May 10;8(5):e62848. doi: 10.1371/journal.pone.0062848)
2. Accuracy of detecting sleep apnea using machine-held submental ultrasonography. (Congress of the European Sleep Research Society 2018)
3. An effective mode to predict severity of obstructive sleep apnea: dynamic change of aerospace detected by submental ultrasonography. (Sleep 2019)

Reporting Date 20210903 Attending Physician ______ Examiner ______

① 風險評估

(中 / 重度睡眠呼吸中止症)
40% 以下屬低度風險
40~80% 屬中度風險
≧ 80% 屬高度風險
96.2% 屬高度風險

② 呼吸道阻塞變化

依收縮比率 (Contraction) Tongue base 與 Epiglottis 數值較大，表示舌根與下咽空間阻塞較嚴重

③ 舌頭厚度變化

Epiglottis 變化最大，表示舌根下方收縮變形 (薄) 明顯

超音波檢查報告

▲ 提供呼吸道軟組織的結構與呼吸道空間、睡眠呼吸中止的嚴重度等評估條件

風險評估與穆勒氏吸氣測量

超音波影像檢測中、重度睡眠呼吸中止症的風險評估，若計算出來小於四〇%，屬低度風險，四〇至八〇%爲中度風險、八〇%以上是高度風險。其中，中及高度風險群需進一步確診並及早治療。

影像中紅色的部分是舌體與空氣接接觸的介面，可據此測量呼吸道的暢通度，同時會加做穆勒氏吸氣測量，看呼吸道收縮時的變化，通常影像中紅色部分寬度會變小、厚度減少，以此可以計算其收縮百分比。

對醫師而言，絕對數值以及相對數值同樣重要，睡眠時呼吸道空間變化需要數據推估，才能判斷手術方式的選擇。而牙科醫師若要做止鼾牙套的效果評估，也可用此法做前、後對照，或者以呼吸器的效果來追蹤。

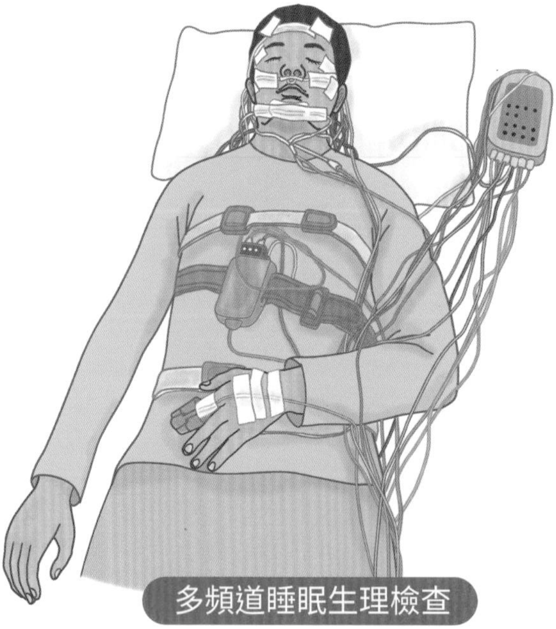

多頻道睡眠生理檢查

▲需黏貼的偵測線路多，但可獲得豐富的生理資訊與數據，有助於發現較多樣性的睡眠障礙問題

【標準檢查】多頻道睡眠生理檢查

睡眠檢查大約從西元一九七〇年代開始發展，台灣進行睡眠檢查已納入健保給付，一次四千五百元，每人一室的獨立房間。患者通常被安排在醫院或睡眠中心住一晚，身上會有許多管線黏貼進行偵測，如腦波（有無進入睡眠狀態？清醒或睡著）、肌電圖（腳有沒有抽動？睡得好不好？）、心電圖（心臟跳動快或慢？）、胸腹約束帶（判斷睡眠呼吸中止爲阻塞型、中樞型或是混合型）、眼震圖（與腦波圖搭配判斷深睡期、淺睡期、做夢期的分布），並同時記錄打鼾聲、心跳速率、呼吸氣流、血氧濃度、身體姿勢等睡眠狀態的詳細數據。

❶ 由淺入深，你的「睡眠結構」漂亮嗎？

睡眠的結構包括淺睡期、深睡期與快速動眼期，形成一個約九〇分鐘的週期，每個晚上睡眠過程常有四～五個週期。動眼期在入睡初期較短，清醒前較長。

● 睡得好嗎？有夢最美，深睡期要長

做個比方，例如有個人某日睡眠狀態是這樣的：躺在床上六個小時，經過二十二分鐘入睡，從腦波圖看到他進入睡眠，然後做夢，中間因爲呼吸中止而把自己喚醒七十五次。通常深睡期需占整體睡眠時間大約二〇%，做夢期需占二〇至二十五%，雖然依照年齡不同而略有比例調整，但整體來說，可據此查看一個人的睡眠狀態是否平穩。

在科別內流行說的一句話：「治療以後，有夢最美。」表示做夢期增加、深睡期增加、淺睡期降低，睡眠結構就會朝向比較健康的方向發展。這就是睡眠檢查能呈現的功能與特色。

● 身體貼滿檢測線路，影響睡眠效率

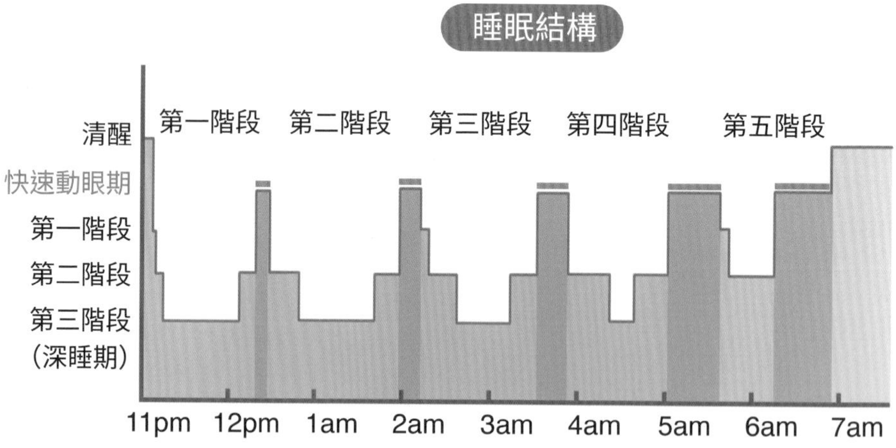

▲ 睡眠結構的正常穩定，決定睡眠的品質與身體健康（深睡期通常要達20%），可透過具有腦波檢測的睡眠檢查方式了解自己的睡眠結構

很多人問能不能用別的檢查方式？因爲不想要在醫療機構內睡一晚，陌生的環境、不同的床鋪和枕頭，加上身上、頭上都貼滿線路且無法翻身，這些都會增加病患的壓力，讓病患睡不好或睡不著。所以在作睡眠檢查報告的解讀時，要先看「睡眠效率」，這個數據是由「腦波進入睡眠狀態的總時間」除以「躺在床上機器開始記錄的總時間」。

睡眠效率要達八〇%以上，對睡眠呼吸中止症的判斷才能有效；若睡眠效率小於八〇%，代表該報告中睡眠呼吸中止的程度有可能被低估。

檢測項目要夠多，交叉比對才精準

其實，以其他方式評估，不太容易得到完整的睡眠資料，例如白天與夜晚最大的差異是呼吸肌肉力量不同，白天呼吸道通暢的人，晚上可能就塌陷或阻塞了，要進行睡眠檢查才會知道睡眠呼吸中止的程度。而綜整呼吸停止次數，搭配心跳頻率、肌肉力量、氣流等訊號，醫師才能夠做一致性的判斷。

居家睡眠檢查沒有進行腦波檢測，所以不會使用眞正的入睡時間來計算，而是用躺在床上開機後的總時間。因爲分母數值較大，除下來最後得到的每小時睡眠呼吸中止指數就會相對變少。這表示居家睡眠檢查可能會低估病況，而當打鼾病患合併有失眠，或其他睡眠障礙時，仍需作醫院內標準的睡眠檢查。

❷ 一份「睡眠檢查報告」透露出的生理訊息

● 睡眠效率：可以吃安眠藥嗎？遵照現場醫囑診斷

睡眠效率通常必須大於或等於八〇%，才表示此份報告爲有效報告；若效率爲六〇%以下，就認定爲不準確，需要重測。爲了避免患者得再次到睡眠中心重測，若本來就有服用安眠藥習慣的人，通常會建議將藥物隨身攜帶，按照平日的睡眠情況做使用；若因爲「第一夜效應」實在睡不著，可以視情況在醫師診斷、處方下使用安眠藥，以利有效的睡眠檢查。

● 睡眠呼吸中止指數：五次以上就屬「確診」

睡眠檢查報告中呼吸中止指數（Apnea Hypopnea Index，AHI），既是確定是否罹患睡眠呼吸中止症的判斷，也是嚴重度的區分，更是治

睡眠呼吸中止評斷標準：AHI 指數（次數／每小時）

AHI 指數	正常	輕度	中度	重度
成人	小於 5 次	5 ～ 15 次	15 ～ 30 次	30 次以上
兒童	0 次	1 ～ 5 次	5 ～ 15 次	15 次以上

療後是否成功的依據。

- **成人的標準：**每小時AHI次數小於五次，屬於正常範圍；五次以上就表示患有睡眠呼吸中止症，五～十五次是輕度、十五～三〇次則爲中度、三〇次以上就屬重度。
- **小孩的標準：**孩童與成人的診斷標準不同，每小時測得一次以上就表示患有睡眠呼吸中止症，一～五次爲輕度，五～十五次爲中度，十五次以上則是重度。

治療後若AHI降低五〇%且小於每小時二〇次，可稱爲治療成功；若治療後AHI小於五，則視爲痊癒。

睡眠呼吸中止指數達六〇次以上的病患，單純軟組織手術成功的機率比較低，有些患者的AHI次數高達百次以上，若加上體重也破百公斤，這種「雙百」的患者，治療較爲棘手。

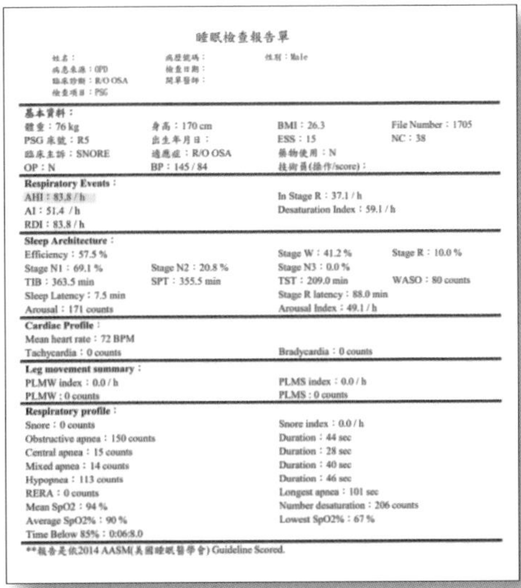

睡眠檢查報告單

姓名：　病歷號碼：　性別：Male
病患來源：OPD　檢查日期：
臨床診斷：R/O OSA　開單醫師：
檢查項目：PSG

基本資料：
體重：76 kg　身高：170 cm　BMI：26.3　File Number：1705
PSG床號：R5　出生年月日：　ESS：15　NC：38
臨床主訴：SNORE　適應症：R/O OSA　藥物使用：N
OP：N　BP：145 / 84　技術員(操作/score)：

Respiratory Events：
AHI：83.8 / h　In Stage R：37.1 / h
AI：51.4 / h　Desaturation Index：59.1 / h
RDI：83.8 / h

Sleep Architecture：
Efficiency：57.5 %　Stage W：41.2 %　Stage R：10.0 %
Stage N1：69.1 %　Stage N2：20.8 %　Stage N3：0.0 %
TIB：363.5 min　SPT：355.5 min　TST：209.0 min　WASO：80 counts
Sleep Latency：7.5 min　Stage R latency：88.0 min
Arousal：171 counts　Arousal Index：49.1 / h

Cardiac Profile：
Mean heart rate：72 BPM
Tachycardia：0 counts　Bradycardia：0 counts

Leg movement summary：
PLMW index：0.0 / h　PLMS index：0.0 / h
PLMW：0 counts　PLMS：0 counts

Respiratory profile：
Snore：0 counts　Snore index：0.0 / h
Obstructive apnea：150 counts　Duration：44 sec
Central apnea：15 counts　Duration：28 sec
Mixed apnea：14 counts　Duration：40 sec
Hypopnea：113 counts　Duration：46 sec
RERA：0 counts　Longest apnea：101 sec
Mean SpO2：94 %　Number desaturation：206 counts
Average SpO2%：90 %　Lowest SpO2%：67 %
Time Below 85%：0:06:8.0

**報告是依2014 AASM(美國睡眠醫學會) Guideline Scored.

醫療院所睡眠檢查報告（範例）

▲ 各項重要睡眠指標都可從檢查報告詳細獲悉，皆有制定評估標準可參照

ＡＨＩ數字又可分成兩個部分：ＡＩ是「完全阻塞」的次數、ＨＩ則是「部分阻塞」的次數，將兩者相加便可得到最終的ＡＨＩ指數數字。其中，部分阻塞的定義在醫學界更改多次；完全阻塞的定義較固定，只要經歷一〇秒以上就計算一次，重度病患ＡＩ比率可能較高，相對的，輕度病患ＨＩ的比率較明顯。

分析ＡＨＩ在臨床上非常具有重要性，當呼吸中止次數愈高，屬中、重度的患者發生心血管、腦血管疾病增加的機會也就變大。

另外，仰睡時與非仰睡時的ＡＨＩ次數不同：患者在仰睡時的ＡＨＩ數字通常較高，若數值爲非仰睡時的兩倍以上，那麼就稱爲睡姿相關的睡眠呼吸中止症。此類病患採「睡姿療法」，就能幫助改善症狀，但需放在整體治療的一部分。特別是軟顎手術後，原本睡姿無關的病患，常會轉變成睡姿相關的病患，這也反映出術後「睡姿療法（側睡）」的重要性。

血氧濃度為生命指標：大於九〇%為安全範圍

睡眠檢查報告中除了ＡＨＩ外，另一個最重要的參數是「最低血氧濃度」，正常值在九〇%以上，不過，睡眠呼吸異常兩個面向中的量（呼吸中止指數）與質（最低血氧）不一定會有顯著的負向相關性，兩者的急性危險性亦不相同。假設一位重度病人ＡＨＩ 45，體內最低血氧濃度爲八十八%，這就代表患者雖然是重度，但沒有那麼危急；相反的，假設AHI只有二十八次，但血氧濃度降到僅剩六〇%，這類患者雖然是中度，但比較危險。就好比拉扯一條珍珠項鍊時，斷裂總是發生在最脆弱之處。

所以，「最低血氧濃度」具有病人危急程度的代表意義。此外，血液中的氧氣還有幾個數據表現可以觀察：包括小於九〇%的比例、平均血氧濃度以及缺氧係數等，可以綜合這幾個參數，來充分了解病患缺氧的多元面相與完整輪廓。

打鼾次數：四〇分貝才會被計算

門診中患者最聽得懂、也最易了解的，就是打鼾次數的數據。例如每小時六百七十九次，約等於每分鐘一〇次，每次打鼾約二～四秒，這就能夠想像：等於是一半的睡眠時間中患者都在打鼾。不過仍要提醒：此數據有時不那麼準確，因爲現在醫院睡眠檢查的鼾聲檢測是從麥克風蒐集，通常機器設定病患睡眠中超過四〇分貝的聲音就會歸入鼾聲。可是現實上要考慮環境可能的噪音，如電扇、空調等超過四〇分貝的背景噪音偵測機器無法區別，因而會增加打鼾次數的計算。目前我們已發展鼾聲辨識系統，透過波型來分析過濾背景噪音，釐出眞正的鼾聲，並精確區分其鼾聲本質，可望讓檢測結果更爲精準。

〈聽聲辨位與全方位鼾聲分析——鼾聲地圖榮獲二〇二一年國家學研新創獎〉

●腳抽動次數：神經系統症狀

有些患者的睡眠問題會併有肢體抽動，這屬於神經學系統的症狀，在睡眠檢查中也可得知其嚴重程度，肢體抽動會影響睡眠品質，嚴重時需要藥物治療。

●喚醒次數的多寡：白天精神狀態反向觀察

睡眠呼吸中止時，血氧下降，二氧化碳升高，身體啓動保護機制——喚醒自己，使肌肉恢復力量，才能打開阻塞的呼吸道，重新呼吸與換氣。可是睡眠中反覆的喚醒，使睡眠一再中斷，無法連續，深度睡眠大幅減少，甚至沒有深度睡眠，白天精神就會因而不好，疲倦嗜睡。

【最新趨勢】居家睡眠檢查：不需排程，反映實況睡眠

要診斷有無睡眠呼吸中止症，一定要做「睡眠檢查」，藉由「睡眠」與「呼吸」的生理呈現，來判斷呼吸中止症的程度及類型。檢查過程中，除了呼吸狀態，還能呈現睡眠的結構，例如淺睡期、做夢期、深睡期，以及睡眠的有效率、心跳的平均快慢、週期性的肢體運動、打鼾的情形、血氧供氧狀態等，這屬於「多頻道睡眠生理檢查」，都是在專業機構中進行。睡眠呼吸中止症及其他睡眠相關疾病，皆可透過此項檢查來判斷。然而臨床上，睡眠呼吸相關問題中，單純睡眠呼吸障礙病患約佔了八〇%，也就是說：五分之四的病患只需要診斷是否有睡眠呼吸中止症即可，並不一定需要全套的多頻道睡眠生理檢查。

隨著科技的進步與人性的要求，「居家檢查、居家治療、居家追蹤」已蔚爲潮流，於此的起頭就是居家檢查：目前新發展的居家睡眠檢查方式，使用的儀器經過實際應用證實準確度頗高，這項新發展能帶給大眾更高的檢查意願，成爲未來篩檢的主流。

❶ 線路簡化無負擔，睡「自己的床」檢測更準確

到睡眠檢查機構做檢測必須先排程，等待檢查的時間往往要數週到數個月才排得到，加上檢查時會有很多電極線黏貼在臉上、身上，不能翻身，對睡眠也形成某種程度的干擾，並且又是在

不熟悉的溫度、濕度、光線、床鋪，與原來的睡眠環境不同，這些變動因素都會使睡眠效率降低，並增加仰睡的時間，呼吸中止指數因而受到影響。

● 居家睡眠檢查三大優點

相較於機構睡眠檢查的缺點，居家睡眠檢測使用的儀器線路簡單不少，最主要量測包括心率、血氧、呼吸氣流等重要指標。近年也逐漸發展至更趨近多頻道睡眠生理檢查的項目。在使用上，居家型的檢測儀器是以呼吸氣流配合胸腹帶，來測量呼吸中止的情況及其類型，例如沒有氣流但胸腹部仍有起伏的人，就表示罹患「阻塞型」睡眠呼吸中止症；沒有氣流且沒有胸腹起伏，就是「中樞型」睡眠呼吸中止

居家睡眠檢查報告（範例）

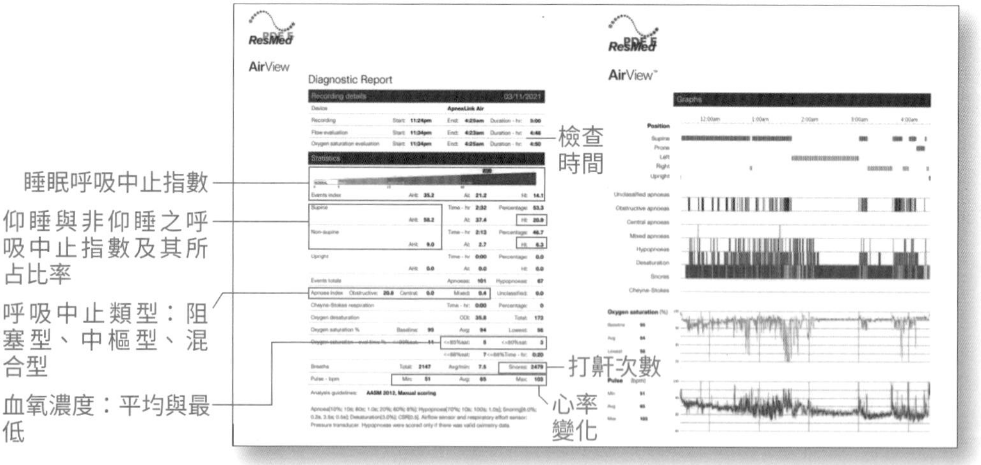

▲ 此與醫療院所多頻道睡眠生理檢查最大的差異，在於沒有腦波檢測這一項目

症。胸腹帶傳感器還能分辨受檢者的睡姿當中是仰睡還是非仰睡。

透過在家睡一覺，就能測量出睡眠呼吸情況的優點頗多，包括：

- **省時：**不必像睡眠檢查機構長時間等待排程，立即就可在家進行。
- **干擾少：**線路較少，可降低對睡眠的干擾，能有多樣性的自然睡姿。
- **接近日常現況：**在自己家中檢測，等於是原本的睡眠環境，心情比較不會緊張不安，睡眠效率較高。

檢測功能陸續新增，暫無腦波檢測功能

居家睡眠檢測當然也有不足之處，和機構檢查最大的差異在於：

- **沒有腦波檢測功能：**合併失眠的病患，睡眠呼吸中止的嚴重度可能被低估。
- **目前僅能診斷單一疾病：**只能檢測睡眠呼吸中止症，無法輔助做更複雜的疾病判斷，例如失眠、猝睡症等睡眠相關的疾病無法測得。

❷ 檢測儀器如何選擇？三大數據必須測得

睡眠呼吸中止的檢測方式是否優良，儀器功能是否合乎需求，最重要的是看能否獲得以下三種重要資訊：

- **睡眠呼吸中止症的診斷率，以及能否判斷呼吸中止的程度，是輕度、中度還是重度？**
- **能否判斷呼吸中止的類型，是阻塞型、中樞型或是混合型？**
- **檢測血氧濃度指標，包括平均與最低血氧濃度、血氧小於九〇%的比率、氧氣去飽和係數。**

居家睡眠檢測儀器的選擇，要可達到此三項分析功能爲標準。

- **專業儀器，在家自己操作會很難嗎？**

目前居家睡眠檢測儀以最普遍的 ApneaLink Air 爲

睡眠檢查四等級

檢查等級	儀器與睡眠技師
第一級	在睡眠中心或實驗室內做多頻道睡眠生理檢查，整夜有睡眠技師在旁監測
第二級	在醫院病房內做多頻道睡眠生理檢查，由睡眠技師黏貼好線路後離開，晚上不在一旁監測
第三級	身上配戴四個線路以上的睡眠生理檢查
第四級	僅配戴血氧計的檢查

由上述分級可知，「居家睡眠檢查」介於第三級至第四級之間

例，多爲綁帶式，需裝電池，睡覺時固定在胸口來監測，使用上爲兩條管子：一條接鼻孔監測氣流，一條搭配指套接到手指監測血氧。儀器可至相關醫療機構和睡眠檢查中心洽詢、租借，操作方式通常很簡便，租借時經過解說就能學會，自己在家進行檢測時，若遇問題也可隨時電話諮詢。坊間簡易型的手錶式偵測器，主要可用來檢測整日活動量與睡眠量，但能取得的睡眠與呼吸數據可能會比較少。至於可下載手機的各種睡眠品質 app，其效度有待進一步的確認。

3 低估病情？注意「有效睡眠」的起算點

新近的研究發現：居家型檢測與在睡眠檢測機構所測得的數據，其實一致性很高，尤其是對中、重度患者多能精準判讀。不過，仍要考慮兩項可能造成居家檢測低估疾病嚴重性的因素：

● 從「躺上床」就計算睡眠時間，導致分母變大

在家進行測量，所得到的睡眠呼吸中止指數 AHI 有可能會比較低，因爲記錄的時間是從躺上床就寢、按下開關——從「開機的那一刻」開始計算；並不像睡眠中心使用的多頻道睡眠生理檢查，有腦波監測，是以進入睡眠週期才開始計算。尤其是對有失眠問題的人來說，躺在自己

的床上也未必能立刻入眠，有些人則是夜裡會多次醒來，所以，眞正睡眠的時間其實應該比較短。呼吸中止指數是「呼吸中止總次數」除以「開機時間」（分母大），或是除以「睡眠時間」（分母小），兩者數據必然會有差別。然而對於重度病患，因分子夠大，兩者差別不大。

●仰、側、趴大不同：睡姿變動會影響呼吸中止次數

在睡眠檢查機構的實驗室睡覺時，身上、臉上都會黏貼許多線路，大約有二十五條檢測線，所以受測者無法翻身，幾乎都是仰睡。然而，在家中睡覺，居家測量儀的線路較少，例如Apnealink只有三條檢測線，操作簡單，約束較小，病患可以翻身睡覺，檢查當夜能自然呈現不同的睡姿，如仰睡與側睡。人體側睡時，呼吸中止次數可能比較少，這也造成居家睡眠檢查的AHI常較醫院多頻道睡眠生理檢查的AHI爲低。不過，這是「低估」或「更趨近眞實」的睡眠呼吸中止狀態，有待進一步的研究。

❹兒童與特殊病況，一定要檢測「腦波」嗎？

居家睡眠檢查與睡眠機構檢查，建議使用哪一種檢查較好呢？如果單純只是打鼾、僅有睡眠

呼吸中止症，而沒有合併其他複雜病況，兩種檢查方法的一致性高達九〇%以上，幾乎是沒有區別。

● **讓專業的來：信任醫生與睡眠技師的協助**

從另一方面來說，居家檢測亦有其限制，例如不適合讓小朋友做，因爲兒童的某些生理變數較大，腦部功能還沒有完全成熟，所以仍舊需以腦波判讀，分析時要考量的指標需要較多樣性，目前還不適合以居家睡眠檢查爲主要判斷依據。

另外，若患者併有失眠、氣喘、猝睡症、慢性阻塞性肺病、肌肉神經病變、心臟衰竭等共病，也需要多頻道睡眠生理檢查來判斷。

【最新研發】心肺耦合睡眠檢測：「餅乾式胸貼」超微新科技

睡眠時肌肉放鬆、心率變慢，呼吸亦減慢平緩，大腦與神經進入特殊狀態，自主神經會反應

隨身貼就能測，心肺耦合睡眠檢測

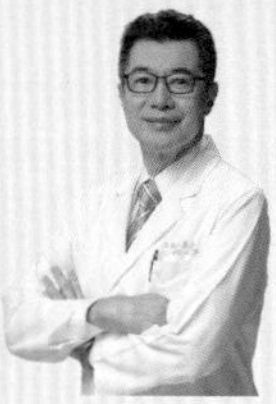

很多時候，我們對自己睡眠品質好壞的主觀判斷是不準確的，醫學研究也發現主觀評估與客觀檢查兩者並不一致。心肺耦合計算的是心率與呼吸訊號兩者間的耦合頻譜，此頻譜在睡眠中的淺睡、熟睡、做夢期與覺醒，有明顯的特徵差異，因而能判斷出睡眠階段發生的時間及比例，進而精確刻畫出睡眠結構，並反應睡眠品質。簡單胸貼，對睡眠干擾很小，是很舒適的居家檢查方式。

心肺耦合頻譜之臨床對應

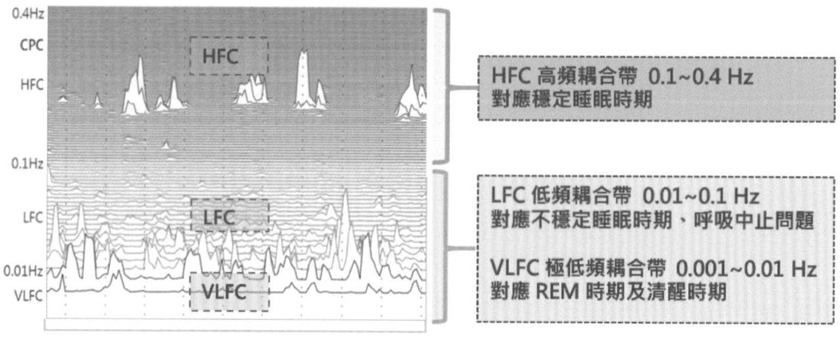

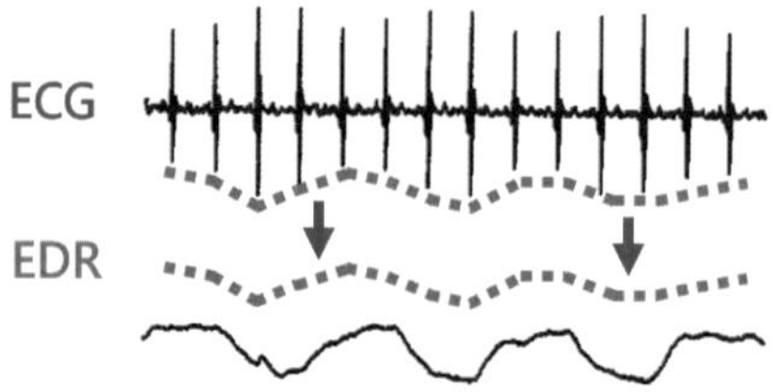

由心電圖（ECG）分離出之呼吸訊號（EDR）

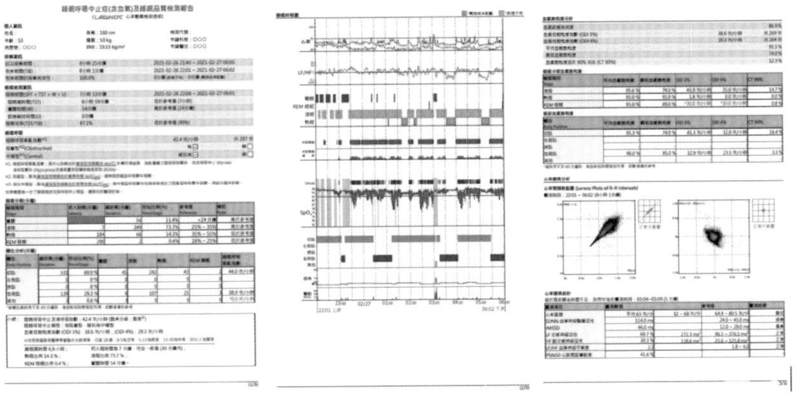

心肺耦合檢查報告（範例）

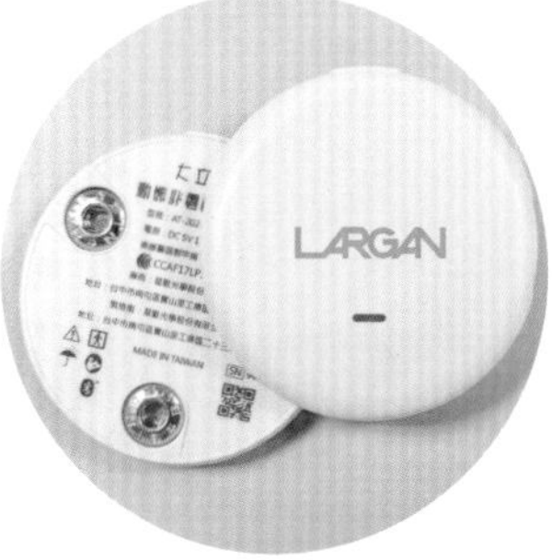

心肺耦合檢查貼

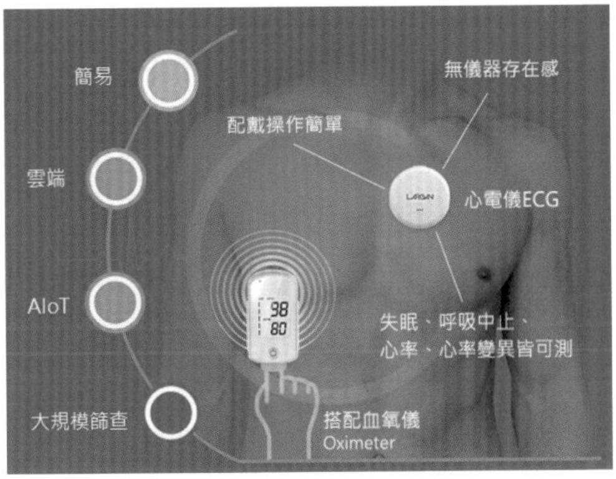

心肺耦合之優勢

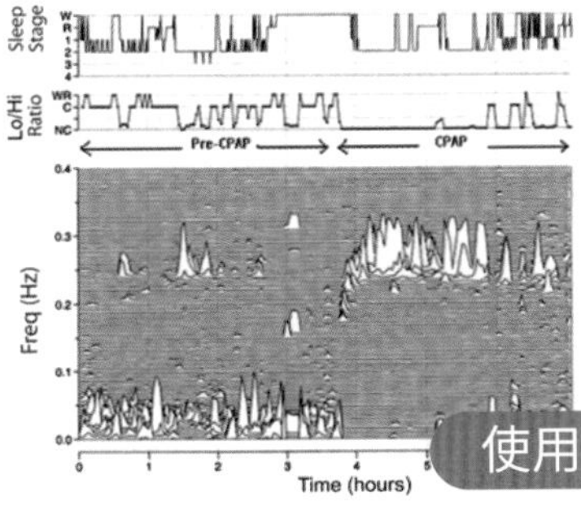

◀ 高頻耦合（熟睡）增加，低頻耦合（呼吸事件）減少

使用陽壓呼吸器前後之心肺耦合變化

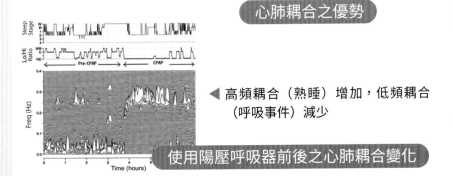

在心電訊號上。而睡眠時，心電訊號與呼吸訊號存在一種耦合的關係，我們稱為「心肺耦合（Cardio-Pulmonary Coupling，CPC）」，當人熟睡時，心肺耦合會增加，在不同的睡眠狀態或疾病下，心肺耦合也會呈現不同的表現。

❶ 睡眠品質：心率、呼吸兩大觀測指標

很多時候，我們對自己睡眠品質好壞的主觀判斷是不準確的，醫學研究也發現：主觀評估與客觀檢查兩者並不一致。心肺耦合計算的是心率與呼吸訊號兩者間的耦合頻譜，此頻譜在睡眠中的淺睡、熟睡、做夢期與覺醒，有明顯的特徵差異，因而能判斷出睡眠階段發生的時間及比例，進而精確刻畫出睡眠結構，並反應睡眠品質。對失眠病患，CPC 能反應出入睡困難、淺睡過多、深睡太少、頻繁覺醒（睡眠破裂）等問題，據此調整失眠的治療模式。

心肺耦合頻譜特徵

CPC 特徵	對應的心肺耦合頻率特徵	對應的睡眠分期
HFC 高頻耦合	集中 0.1 ～ 0.4Hz	熟睡
LFC 低頻耦合	多於 0.01 ～ 0.1Hz，但分散	淺睡
eLFC 增強型低頻耦合	集中 0.01 ～ 0.1Hz，且能量強烈	呼吸事件
vLFC 極低頻耦合	小於 0.01Hz	醒／REM

❷ 呼吸異常：頻率不穩、心跳加快是警訊

呼吸時肺部推擠心臟，會造成心電訊號產生強弱變化，CPC從心電訊號中分離出這些相關的呼吸訊號，稱爲ECG-derived respiration（EDR）。臨床檢驗發現這些由心電圖導出的呼吸訊號，與同時間讓病患戴著胸帶觀察胸部起伏，兩者所測得的張力訊號十分一致。因此CPC雖然沒有監測口鼻氣流，也沒有配帶胸腹帶，仍然可以得到類似於AHI的呼吸異常訊號數值。

心肺耦合檢測能同時監測睡眠主要的兩大問題：「失眠」與「睡眠呼吸中止症」。簡單的小巧胸貼，對睡眠干擾很小，是很舒適的居家檢查方式。然而因其運算來自心律，因此在心律不整、配戴心律調節器，以及六歲以下心肺仍在發展的幼兒，不適合使用。

國家圖書館出版品預行編目（CIP）資料

睡眠外科權威、長庚醫院李學禹醫師告訴您如何：熟睡迎接每一天！／李學禹著 . -- 二版
-- 新北市：方舟文化，遠足文化事業股份有限公司，2023.06
304 面 ; 17×23 公分 . --（名醫圖解：4027）
ISBN 978-626-7291-31-3（平裝）

1.CST: 睡眠 2.CST: 健康法

411.77 112005697